Dr. Abel Cruz

BRONQUITIS

Un tratamiento naturista

SELECTOR

SELECTOR
actualidad editorial

Doctor Erazo 120 Colonia Doctores México 06720, D.F.
Tel. (52 55) 51 34 05 70 Fax. (52 55) 57 61 57 16

BRONQUITIS / UN TRATAMIENTO NATURISTA
Autor: Dr. Abel Cruz
Colección: Salud

Diseño de portada: Kathya Martha Rodríguez Valle

D.R. © Selector, S.A. de C.V., 2006
        Doctor Erazo, 120, Col. Doctores
        C.P. 06720, México, D.F.

ISBN 10: 970-643-961-7
ISBN 13: 978-970-643-961-1

Primera edición: julio de 2006

Sistema de clasificación Melvil Dewey

615.882
C22
2006

Cruz, Abel.
Bronquitis / Un tratamiento naturista / Dr. Abel Cruz.
Cd. de México, México: Selector, 2006.
256 p.
ISBN 10: 970-643-961-7
ISBN 13: 978-970-643-961-1

1. Salud. 2. Naturismo

Contenido

Introducción

La materia es un principio universal y por consiguiente las partículas de tu cuerpo constituyen una porción de este gran principio del Universo. Así como la materia que integra nuestro cuerpo físico está en contacto con toda la materia, la energía vital de nuestro cuerpo permanece en contacto con la energía universal, y nuestra sustancia mental forma parte de la mente universal; por eso, para conservar nuestra salud es necesario estar en armonía con el Universo.

El naturismo basa sus principios curativos en esta realidad, y utiliza la materia y la energía presentes en el Universo para fortalecer nuestro cuerpo, brindarle armonía, equilibrio y salud.

El éxito de la terapia herbolaria, la frutoterapia, la terapia nutricional, la cromoterapia, la aromaterapia y la terapia del movimiento radica en el uso equilibrado de la materia y la energía que se encuentran a nuestro alrededor.

La bronquitis crónica y la aguda son desequilibrios serios de nuestro cuerpo que afectan al sistema respiratorio; si este sistema falla o se ve afectado se puede poner en serio peligro nuestra vida, pues es un sistema vital.

Debido a las funciones que el sistema respiratorio realiza en nuestro organismo, debemos cuidarlo y brindarle lo mejor del Universo para mantenerlo sano; sin embargo, por desgracia, la vida moderna, los vicios y las malos hábitos nos llevan a hacer todo lo contrario. Si fumamos, nos exponemos a ambientes contaminados o tenemos malos hábitos alimenticios, alteramos la armonía de nuestros pulmones con el Universo, y nos aquejan las enfermedades respiratorias.

Afortunadamente, Dios, nuestro padre y protector, ha puesto a nuestro alrededor un sinfín de elementos naturales mediante los cuales podemos mejorar esa armonía. Existe una gran variedad de plantas que pueden sernos de gran ayuda cuando padecemos esta enfermedad, que se presenta en muchísimas personas, que puede contagiar a quien se encuentre en desequilibrio físico, energético o mental, o que puede afectar de forma definitiva el funcionamiento de nuestros pulmones. Y así como Dios puso a nuestro alcance esas plantas, también nos dio una gran variedad de frutas y vegetales, colores, aromas, la capacidad de nuestro cuerpo para moverse, y la energía universal.

Tu cuerpo es uno con la materia universal; tu energía es una con la energía universal; tu mente es una con la mente universal y es especial; tu vida es una con la vida universal.

Bienvenidos al Mundo Naturista del Dr. Abel Cruz.

Jesús les dijo también: "Cuando llega la luz, ¿debemos ponerla bajo un macetero o debajo de la cama? ¿No la pondremos más bien sobre el candelero? No hay cosa secreta que no deba ser descubierta; y si algo ha sido ocultado, será sacado a la luz. El que tenga oídos para escuchar, que escuche." Les dijo también: "Presten atención a lo que escuchan. La me-

dida con la que ustedes midan, se usará para medir lo que reciban, y se les dará mucho más todavía. Sépanlo bien: al que produce se le dará más, y al que no produce se le quitará incluso lo que tiene."

Mc. 4, 21-25

Con infinito amor para todos mis hermanos y amigos....

Dr. Abel Cruz

Las vías respiratorias

EL SISTEMA RESPIRATORIO

El sistema respiratorio está formado por un conjunto de estructuras: nariz, faringe, laringe, tráquea, bronquios, bronquiolos y alvéolos (pequeñas estructuras que conforman los pulmones).

Las funciones del sistema respiratorio son:

a)   Intercambio de gases: es la función principal y consiste en captar oxígeno y eliminar CO_2.

b)   Filtración del aire que se respira.

c)   Producción de sonidos.

d)   Eliminación de residuos.

e)   Contención de los órganos del olfato.

La principal función de este sistema es el intercambio de gases. El oxígeno es la principal fuente de energía para todas las células del cuerpo y sin él las células no pueden realizar sus actividades normales y se produce el deterioro del organismo.

La respiración es un proceso involuntario y automático mediante el cual se extrae el oxígeno del aire inspirado y se expulsan los gases de desecho a través del aire espirado.

El aire entra por la nariz y ahí se calienta y se humedece. Las vellosidades del interior de las fosas nasales sirven como filtro y evitan que las impurezas o partículas grandes lleguen al pulmón.

Más adelante, el aire pasa por la tráquea, que es un tubo largo y ancho que se ramifica en dos tubos largos llamados bronquios, uno derecho y uno izquierdo.

A su vez, los bronquios se dividen en tubos cada vez más pequeños, que reciben el nombre de bronquiolos, los cuales terminan en unos sacos de aire, llamados alvéolos. La labor de los alvéolos consiste en llevar oxígeno hasta la sangre y que luego sea expulsado como gas carbónico por medio de la espiración; este proceso se denomina intercambio de gases.

El aire se inhala por la nariz, donde se calienta y humedece. Luego, pasa a la faringe, sigue por la laringe y penetra a la tráquea. A la mitad de la altura del pecho, la

tráquea se divide en dos bronquios que se dividen nuevamente una y otra vez en muchas ramas, que se denominan consecutivamente bronquios secundarios, bronquios
terciarios; finalmente, se ramifican en unos 250000
bronquiolos.

Al final de los bronquiolos se encuentran, agrupados
en racimos, los alvéolos, pequeños sacos que contienen
aire, en los cuales se realiza el intercambio de gases con
la sangre. Los pulmones contienen aproximadamente 300
millones de alvéolos.

El aparato respiratorio se puede dividir en vías aéreas
y pulmones. A su vez, las vías aéreas se pueden dividir
en superiores e inferiores.

a) Las vías respiratorias superiores (VRS) están
formadas por las fosas nasales, nariz, boca y garganta.

b) Las vías respiratorias inferiores (VRI) son la laringe propiamente dicha y a partir de la glotis, la
tráquea, los bronquios y bronquiolos con todas sus
divisiones.

c) Los pulmones son dos órganos en forma de pirámide con vértice superior y base inferior. La parte funcional del pulmón son los alvéolos.

Circulación: Pulmonar y bronquial

La circulación pulmonar es la encargada de llegar a los alvéolos para participar en el intercambio del oxígeno. Esta circulación termina en el corazón izquierdo con sangre arterial que va a la circulación de todo el cuerpo.

La circulación bronquial es la encargada de nutrir los pulmones, los bronquios y los bronquiolos. Hay dos arterias bronquiales para el pulmón izquierdo y una para el derecho. Se originan de la aorta, primera arteria que sale del corazón.

La circulación venosa se realiza por medio de las venas bronquiales.

Pleuras

Son sacos membranosos que envuelven a cada pulmón dos veces; una pleura está directamente pegada al pulmón al que envuelve (pleura visceral) y, otra, mediante dos pliegues (uno anterior y otro posterior) lo envuelve por segunda vez (pleura parietal). Entre las dos pleuras hay un espacio llamado espacio pleural, que normalmente está ocupado por pequeñas cantidades de líquido.

Función del sistema respiratorio

La respiración consta de dos fases sucesivas, que se realizan gracias a la acción del músculo diafragma y de los músculos intercostales, todos ellos controlados por el centro respiratorio del bulbo raquídeo.

Durante la inspiración, el diafragma se contrae y los músculos intercostales se elevan y ensanchan las costillas. La caja torácica gana volumen y penetra aire del exterior para llenar este espacio.

Durante la espiración, el diafragma se relaja y las costillas descienden y se desplazan hacia el interior. La caja torácica disminuye su capacidad y los pulmones dejan escapar el aire hacia el exterior.

Mediante la respiración, el cuerpo recibe el oxígeno que necesita y elimina el dióxido de carbono o gas carbónico que se produce en todas las células.

Respiración

La respiración es la fuente de la vida; nos aporta oxígeno, que es imprescindible para las células de nuestro cuerpo, limpia nuestro organismo de dióxido de carbono y es un estupendo generador de energía.

Como sabemos, la respiración es una de las funciones principales de los organismos vivos, pues por medio de ella se producen reacciones de oxidación que liberan energía y permiten realizar su metabolismo. La mayoría de los organismos vivos utilizan el oxígeno para su respiración.

Los pulmones ponen en contacto a la sangre con el aire por medio de los alvéolos pulmonares y producen el intercambio gaseoso pues ingresa oxígeno y se expulsa en su mayoría CO_2.

Podemos clasificar la respiración en cuatro formas:

a) Clavicular: es la que realiza la parte superior de los pulmones. Debido a la forma piramidal de los sacos pulmonares, éste es el tipo de respiración que menos cantidad de oxígeno provee al organismo.

b) Costal: es la que realiza la parte media de los pulmones, a nivel costal. Es raro que este tipo de respiración se produzca sola pues por lo general está acompañada de una respiración clavicular o abdominal.

c) Abdominal: se realiza en la parte baja de los pulmones, y permite un mayor ingreso de oxígeno en comparación con los otros tipos de respiración.

d) Respiración completa: Se produce cuando los pulmones se llenan por completo, incluyendo sus partes baja, media y alta. Se realiza de forma pausada y sin forzar la capacidad pulmonar.

Las mucosas cubren toda la superficie interna del cuerpo, incluyendo las vías respiratorias; por ejemplo, la piel de los labios es una de esas mucosas. Las mucosas del aparato respiratorio están en contacto con el aire y, como consecuencia, están expuestas permanentemente a contaminantes (polvo, pelusas diminutas, etcétera) suspendidos en el aire, los cuales se inhalan durante la respiración.

El aire es inhalado por la nariz y por la boca, y llega hasta los alvéolos pulmonares tras pasar por una compleja red de bronquios y bronquiolos. La superficie de alvéolos pulmonares en un adulto es de 70 a 100 m^2, si extendiéramos unos pulmones alvéolo por alvéolo, cubriríamos un espacio más grande que el de una cancha de futbol profesional.

Para tener una idea de las cantidades de polvo que llegan a las mucosas de las vías respiratorias, podríamos comparar el contenido que se acumula en la bolsa de una aspiradora semana tras semana en tu casa; ahora imagínate aspirando esos 100 m^2 con el polvo acumulado durante una semana.

Para defendernos de tanto polvo y partículas diminutas que podrían cubrir toda esta superficie, las mucosas producen moco, esa sustancia pegajosa y viscosa que tenemos que sacar de nuestra garganta o de la nariz cuando nos sonamos. Gracias a sus características, ese moco atrapa todo este polvo, bacterias y algunos virus, con la finalidad de que no lleguen hasta los alvéolos.

Los bronquios están recubiertos por una mucosa llena de vellitos diminutos que tienen una importante función mecánica limpiadora. Éstos generan un movimiento sobre la superficie húmeda de la mucosa, en dirección hacia la salida, es decir, hacia la boca. Gracias a este movimiento se expulsan las partículas de polvo y los contaminantes sólidos que se han introducido en el pulmón y los que fueron atrapados por el moco. Si se exige demasiado de este movimiento o si es insuficiente, se produce una tos irritante.

La respiración consiste en tomar oxígeno del aire y desprender el dióxido de carbono que se produce en las células.

Tiene tres fases:

1. El intercambio en los pulmones.

2. El transporte de gases.

3. La respiración en las células y tejidos.

El intercambio en los pulmones

El aire entra en los pulmones y luego sale de ellos mediante movimientos respiratorios; éstos son dos:

a) Durante la inspiración el aire penetra en los pulmones, pues éstos se expanden al aumentar el volumen de la caja torácica.

b) Durante la espiración, el aire es arrojado al exterior ya que los pulmones se comprimen al disminuir de tamaño la caja torácica, pues el diafragma y las costillas vuelven a su posición normal.

Respiramos unas 17 veces por minuto y en cada respiración normal inhalamos medio litro de aire. El número de inspiraciones depende del ejercicio, de la edad, etc. La capacidad pulmonar de una persona es de cinco litros.

Transporte de los gases

El oxígeno que llega a los alvéolos pulmonares es llevado por los glóbulos rojos de la sangre hasta el corazón y después es distribuido por las arterias a todas las células del cuerpo.

El dióxido de carbono es recogido en parte por los glóbulos rojos y en parte por el plasma, y es transportado por las venas cavas hasta el corazón y de allí se lleva a los pulmones para ser arrojado al exterior.

La respiración de las células

Las células toman el oxígeno que les lleva la sangre y/o lo utilizan para quemar los nutrientes que han absorbido; allí producen la energía que el cuerpo necesita y en especial el calor que mantiene constante la temperatura del cuerpo humano a unos 37 grados.

Tenemos muchos canales de comunicación con el mundo externo; a través de ellos podemos adquirir la información y el conocimiento necesarios para el equilibrio físico, mental y energético. Es muy importante ejercitar y desarrollar los órganos de los sentidos, estar muy despiertos y abiertos al flujo del conocimiento e información. El Universo es nuestro hogar y hay que explorarlo.

Oxígeno, fuente de vida

La respiración es vida. Nuestra vida comienza con una inhalación profunda y sonora y, en el otro extremo, nuestra existencia termina con la última exhalación, fría y silenciosa.

No cabe duda de que la respiración es la función más importante de nuestro organismo. Podemos pasar varios días sin tomar alimento sólido, podemos pasar menos tiempo sin ingerir alimento líquido, pero si dejamos de respirar unos cuantos minutos se produce la muerte.

De la respiración no solamente depende nuestra vida sino también la calidad de la misma. Una respiración controlada hace más larga la vida, pues las células necesitan del oxígeno para revitalizarse y el funcionamiento digestivo también necesita cierta oxigenación para producir la combustión que facilite los procesos digestivos.

Una respiración controlada inteligentemente aporta una rica oxigenación a las células del cerebro, lo cual mejora todos los procesos de control del cuerpo y sus órganos, así como las funciones intelectuales.

En el aire, el gas más importante es el oxígeno, que constituye el 21 por ciento del volumen del aire seco. Sin oxígeno suficiente para respirar moriríamos, y eso puede ocurrir si estamos en un sitio cerrado y se agota el oxígeno, o si la presión del aire es demasiado baja porque estamos a demasiada altura. A grandes alturas, el aire contiene un 21 por ciento de oxígeno pero la presión del aire es demasiado baja y los pulmones no pueden extraerlo.

Necesitamos oxígeno para que nuestro cuerpo genere energía; dependemos del aporte inmediato de este gas, del aire que obtenemos de la atmósfera, mediante la respiración.

Sin embargo, la cantidad de oxígeno tiene límites, tanto superior como inferior, y fuera de ellos no estamos seguros. Para no asfixiarnos, el nivel de oxígeno debe superar el 17 por ciento; para no arder, debe estar por debajo del 25 por ciento. Podemos respirar aire con más oxígeno del normal, como el que se le administra a muchos enfermos, pero si el que tenemos a nuestro alrededor posee estas características, correremos peligro.

El proceso de oxigenación del cuerpo humano funciona de la siguiente manera: cuando una persona respira, se efectúa intercambio de dióxido de carbono (CO_2) y de oxígeno (O_2) en los pulmones. El oxígeno es atraído por el hierro que contiene la hemoglobina de nuestra sangre, y de esa forma se transporta de manera eficaz a cada célula de nuestro cuerpo. Gracias a la hemoglobina, un litro de sangre puede transportar 200 cm³ de oxígeno, cincuenta veces más que la cantidad que se encuentra en el mismo volumen de agua.

Pero si disminuye la cantidad de oxígeno en el aire, o la posibilidad de llevarlo hasta los alvéolos de los pulmones, disminuirá también el volumen de oxígeno en la sangre, y aunque nuestro corazón lata mucho más deprisa para compensar la carencia de oxígeno, no se podrá mantener ese derroche de energía durante mucho tiempo y moriremos.

La utilización del oxígeno dentro del cuerpo ocurre a nivel celular y forma parte de un proceso vital muy complejo, a través del cual el organismo convierte químicamente los nutrientes en energía; por medio de este mismo mecanismo, el cuerpo se libera de toda clase de toxinas y elementos dañinos e indeseables. Sin la oxigenación no se pueden realizar los procesos normales de oxidación; a su vez, sin una oxidación adecuada cesan las funciones metabólicas y, por consiguiente, también la vida misma de las células.

La salud y el bienestar del organismo dependen directamente de la máxima producción, mantenimiento y flujo de la energía vital, la cual únicamente se produce cuando existe un adecuado abastecimiento de oxígeno a cada célula por parte de los pulmones y de la circulación sanguínea.

El aporte de oxígeno y su uso adecuado es la clave del buen funcionamiento de nuestro metabolismo, de una correcta circulación, asimilación, digestión y eliminación de los residuos, pues ayuda a purificar la sangre y a mantenerla libre de desechos celulares y de desperdicios dañinos.

Un suministro adecuado de oxígeno le da al organismo la capacidad de recuperarse y refuerza y fortalece el sistema inmunológico, que es el mecanismo natural de defensa contra toda clase de enfermedades. Además, posee un poderoso efecto calmante y estabilizador en el funcionamiento del sistema nervioso.

Los bajos niveles de oxígeno pueden desorganizar repentinamente la capacidad y habilidad del organismo para funcionar correctamente, de manera que se afecta severamente el sistema inmunológico y aparecen con mayor facilidad dolores, enfermedades como el cáncer, infecciones, enfermedades crónico-degenerativas como la diabetes y se acelera el envejecimiento.

Necesitamos comer y tomar agua, pero también necesitamos, y de una forma indispensable, respirar para vivir.

La respiración está presente en todos nuestros actos, pensamientos y sentimientos. Dependiendo de nuestro estado de ánimo, ya sea que estemos tristes o alegres, tranquilos o enojados, apremiados o relajados, la respiración siempre estará acorde con cada una de nuestras actitudes. Y así como la respiración se ve influida por nuestros estados de ánimo, también podemos decir que una respiración controlada puede influir en el cuerpo, la mente y el alma.

Existen diferentes métodos de respiración, pero todos tienen el mismo fin: respirar correctamente.

Bronquitis: se cierra el paso del aire

Bronquitis es un término que alude a la inflamación de los bronquios. Debido a que no es un proceso que afecta exclusivamente a los bronquios sino que además suele involucrar también a la tráquea, la enfermedad en su conjunto debería denominarse traqueobronquitis.

La inflamación de esta parte del árbol respiratorio puede cursar como una forma leve y de corta duración (aguda), permanente y de larga evolución (crónica), o bien como una afección crónica con periodos de agudización.

Cuando los bronquios se inflaman, se dificulta la respiración y las membranas que cubren las vías respiratorias producen grandes cantidades de moco espeso, que provoca accesos de tos.

La bronquitis aguda es común cuando hay climas fríos y cuando los virus de la gripe o el resfriado atacan las vías respiratorias; a menudo aparece acompañada por una infección bacteriana secundaria.

La bronquitis es una inflamación de los bronquios causada generalmente por una infección. Por lo general, la enfermedad es leve y suele curarse por completo; sin embargo, la bronquitis puede ser un trastorno grave en el caso de las personas con enfermedades crónicas que padecen afecciones cardíacas o pulmonares, y también en personas de edad avanzada.

La inflamación aguda de los bronquios es más frecuente durante la infancia y la vejez. En la infancia, esto se debe a que el árbol bronquial es relativamente corto y permite una rápida entrada de microorganismos; esta característica anatómica se asocia con una funcional, pues el sistema inmunológico de los niños aún no está completamente desarrollado, y por lo tanto es más susceptible de ceder ante las infecciones.

En las personas de edad avanzada, las enfermedades crónico-degenerativas como la diabetes, juegan un papel importante. Las alteraciones anatómicas y metabólicas favorecen el desarrollo de infecciones bronquiales. Las deficiencias y las carencias nutricionales también son un factor determinante en el desarrollo, la gravedad y la aparición de complicaciones asociadas con la bronquitis

Dependiendo del sitio en el que predominantemente se presente la inflamación, se puede hablar de bronquitis aguda (o traqueobronquitis) y bronquiolitis.

Podemos dividir los casos de bronquitis de la siguiente manera, de acuerdo con el tiempo de evolución y sus características principales:

1. **Bronquitis aguda.** Los síntomas aparecen de forma repentina. Es de corta duración y la recuperación de la función pulmonar es completa. Su aparición es más frecuente durante el invierno, en climas húmedos y fríos, y en ambientes con una elevada contaminación atmosférica. También algunas enfermedades infecciosas típicamente infantiles como el sarampión, la tosferina, la difteria, la fiebre tifoidea o la gripe favorecen la aparición o el desarrollo de la bronquitis

2. **Bronquitis crónica.** Inflamación de largo plazo, **obstrucción y degener**ación de los bronquios. Consiste en una inflamación de los bronquios, que se considera crónica cuando se prolonga durante

más de noventa días al año y en más de dos años sucesivos. El tabaco es uno de los principales causantes de esta enfermedad. Es una condición médica **grave**.

3. **Bronquitis asmática.** Inflamación intermitente de **las vías respiratorias** en personas con asma subyacente. Generalmente está relacionada con alergias o con la presencia de irritantes en el medio ambiente.

La principal complicación de la bronquitis aguda es la aparición de neumonía. Cuando es causada por virus y mycoplasma es frecuente la presencia de inflamación bronquial durante 3 a 6 semanas, con tos seca y sibilancias, y reacciona ante diversos estímulos, como el frío, el aire seco, los humos y el polvo; lo anterior se presenta debido a la irritación de las terminaciones nerviosas en la mucosa bronquial.

La integridad del sistema respiratorio inferior a nivel de los alvéolos es indispensable para preservar un adecuado intercambio gaseoso alvéolo-capilar.

En la bronquitis crónica, la destrucción de las paredes que dividen los alvéolos altera la estructura normal indispensable y produce una importante disfunción en el intercambio de gases desde la pared alveolar hacia la sangre y viceversa.

En las formas crónicas, los bronquios pierden elasticidad y, por lo tanto, la capacidad para expulsar las flemas, las cuales se producen en gran cantidad. Las células muertas y las bacterias se eliminan con dificultad y el drenaje depende casi exclusivamente de la tos, la cual por supuesto nunca se debe disminuir ni anular.

En estos enfermos, la capacidad vital de respiración está disminuida, y con frecuencia suelen presentarse casos de asma. En los casos más graves hay una disminución marcada de oxígeno en la sangre arterial y a su vez una retención elevada de dióxido de carbono, lo que es señal de que está fallando el intercambio de gases en los pulmones.

La bronquitis crónica afecta a personas de todas las edades, pero es más común en los individuos mayores de

45 años de edad. La bronquitis crónica ocurre con mayor frecuencia en las mujeres que en los hombres.

Tengo dentro de mí una mente que está bajo mi mando y sujeta a mis órdenes. Es mi amiga y con alegría cumple mis mandatos; trabaja para mí, y es constante, incansable y fiel. Domino mi cuerpo, mente, conciencia y subconciencia; soy un centro de poder y conocimiento, una estrella del universo de Dios.

Las causas de la bronquitis

a) Bronquitis aguda

La bronquitis aguda es consecuencia de una infección y suele presentarse en invierno, habitualmente después de una infección de las vías respiratorias altas (nariz y garganta) mal curada. También se presenta cuando la persona permanece mucho tiempo al aire libre, está debilitada o pasa de un ambiente muy caluroso a otro frío.

Los fumadores y las personas que padecen enfermedades crónicas pulmonares o de las vías aéreas pequeñas, pueden sufrir ataques repetidos que dificultan la eliminación de partículas aspiradas en los bronquios. En los niños, la aspiración de humos procedentes del tabaco también es causa de bronquitis de repetición.

También puede ser causada por virus, bacterias y, ocasionalmente, por gérmenes similares a las bacterias. Si se produce con frecuencia es síntoma de una disminución en las defensas, quizá minadas por dosis repetidas de antibióticos mal aplicados, o por infecciones frecuentes y mal curadas de garganta.

Los virus son la causa en más del 90% de los casos. Se identifican entre los más frecuentes, los virus de la gripe, parainfluenza, respiratorio-sincicial, sarampión, virus adenoideo-faringo-conjuntival, del catarro, micoplasmosis y psitacosis.

Los agentes bacterianos más importantes, en orden de frecuencia, son: *Haemophilus influenzae, Streptococcus pneumoniae, Streptococcus pyogenes, Staphylococcus aureus* y *Escherichia coli,* entre otros.

Las infecciones recurrentes pueden ser consecuencia de una sinusitis crónica, bronquiectasias, alergias y, en los niños, de amígdalas y adenoides inflamadas.

Además, al disminuir la mucosidad nasal de manera brusca mediante medicamentos en spray o nebulizadores, se ocasiona también el descenso del moco al aparato bronquial y el desarrollo rápido de una bronquitis aguda secundaria.

b) Bronquitis crónica

El cigarrillo es la causa más común de la bronquitis crónica. Los tubos bronquiales de las personas con bronquitis crónica también pueden haber estado irritados inicialmente por infecciones bacterianas o virales, que fueron mal tratadas o que se presentaron de manera repetitiva.

La contaminación del aire y el polvo, y las emanaciones industriales también ocasionan esta enfermedad.

La bronquitis crónica no tiene por qué ser forzosamente de naturaleza infecciosa; en su aparición influye el modo de vida, el ambiente de trabajo o familiar, la humedad ambiental continua, y el abuso de broncodilatadores o de antihistamínicos que atrofian la capacidad de defensa de los bronquios o bronquiolos. También la prolongada exposición al sol en verano y el abuso de la inmersión en piscinas, pueden ser otras causas frecuentes.

La bronquitis suele acompañar a otras enfermedades, como es el caso del asma, de la insuficiencia cardiaca o incluso la cifosis (presencia de joroba por malas posturas de la columna vertebral). El insuficiente desarrollo de la caja torácica en la juventud a causa del poco ejercicio también es causa de bronquitis crónica.

Factores de riesgo

Un factor de riesgo es una característica física, costumbre, hábito o exposición, que hace que aumenten las posibilidades de desarrollar una enfermedad. Aunque puede ser necesaria la presencia de varios factores para que se desarrolle la enfermedad, en algunos casos con uno solo es suficiente.

En el caso de la bronquitis, ya sea aguda, crónica o asmática, encontramos los siguientes factores de riesgo:

a) Fumar. Éste es un factor de riesgo mayor; con sólo presentar este mal hábito, las posibilidades de padecer cualquier tipo de bronquitis se incrementan considerablemente.

b) Ser fumador pasivo. Este factor depende de la frecuencia en la exposición al humo del tabaco, pero puede llegar a ser tan alto el riesgo como en el caso del fumador.

c) Exposición a vapores químicos y polvos relacionados con factores laborales. Cuando no se usa correctamente el equipo de protección respiratoria, el riesgo es muy elevado y puede considerarse como mayor. Claro que lo anterior depende del grado de riesgo de la sustancia, ya que algunos químicos son tan agresivos que un solo contacto puede ser suficiente; en otros casos, como el de los polvos orgánicos, el riesgo aumenta en función del tiempo de exposición cuando no se cuenta con la protección correcta.

d) Uso incorrecto de solventes y productos de limpieza utilizados en el hogar. La mayoría son muy seguros y no requieren de equipo especial para su manejo, pero algunos de ellos, como la sosa cáustica, el cloro y el thinner presentan un riesgo elevado, y si la exposición es directa a través de las vías respiratorias, o muy prolongada, el riesgo puede ser alto.

e) Contacto con una persona infectada con bronquitis. Este factor depende en muchos casos del agente infeccioso, de nuestro sistema inmunológico y del tiempo de exposición. Una persona que convive normalmente con personas que padecen bronquitis, tiene mayor riesgo, que alguien que tuvo un contacto ocasional y de corta duración con un enfermo.

f) Infección vírica en las vías respiratorias superiores (resfriado o gripe). Las personas que sufren continuamente infecciones en nariz, anginas, oído y garganta, tienen la posibilidad de que el microorganismo causante disminuya sus defensas e infecte también la tráquea y los bronquios.

g) Extremos de la vida. Las edades de mayor riesgo de bronquitis aguda son los extremos de la vida: los recién nacidos y niños pequeños así como los ancianos, pues todos ellos son los más susceptibles de desarrollar la enfermedad.

h) Estado nutricional. El estado de nutrición de nuestro cuerpo es determinante en el caso de la bronquitis y de casi todas las enfermedades. Una persona con deficiencias nutricionales es más susceptible de enfermarse de bronquitis.

i) Sinusitis crónica. Éste es un padecimiento muy frecuente en el caso de las infecciones de vías aéreas superiores, y en muchos casos persiste durante mucho tiempo cuando la persona no se somete al tratamiento adecuado; por este motivo, una sinusitis crónica puede provocar, en un alto porcentaje una bronquitis aguda o crónica, cuando la bronquitis también se descuida.

j) Asma. Las personas asmáticas tienen la posibilidad de desarrollar una bronquitis crónica, dependiendo de la respuesta al control médico de esta reacción inflamatoria de los bronquios.

k) Contaminación y esmog. Este factor también es determinante y depende del nivel de contaminación presente en el ambiente; las ciudades poco contaminadas representan un riego bajo, en tanto que las ciudades con elevados índices de contaminación, como la Ciudad de México, representan un riesgo muy alto. Fumar es un riesgo mayor pero el aire con índices elevados de esmog, como el que se encuentra con frecuencia en la Ciudad de México, equivale a fumar alrededor de 320 cigarros al día.

¿Cuáles son sus síntomas?

BRONQUITIS AGUDA

Los primeros síntomas de la bronquitis aguda se caracterizan por una sensación de picazón intensa en la garganta, exactamente encima del hueco esternal; primero se convierte en una garraspera y poco a poco en una tos irritante y seca.

Al principio se observan los síntomas de un resfriado común, entre ellos: nariz que gotea, cansancio, escalofríos, dolor de cabeza, congestión nasal, fiebre, inflamación de garganta, dolores musculares y ocasionalmente, dolor de espalda. El síntoma de la tos por lo general señala el comienzo de la bronquitis.

Inicialmente, la tos es seca y puede seguir así, pero en la mayor parte de los casos, después de uno o dos días, la persona expulsa pequeñas cantidades de flemas, blancas o amarillas. Días después, puede expulsar mucho más flemas, que pueden ser de color amarillo o verde.

En las personas que padecen bronquitis grave puede presentarse fiebre elevada durante 3 o 5 días, después de los cuales los síntomas mejoran. Sin embargo, la tos puede persistir durante varias semanas. Cuando las vías aéreas pequeñas están obstruidas, la persona puede describir una sensación de ahogo y de opresión en el pecho.

También son frecuentes las sibilancias, especialmente después de toser. Si no se inicia un tratamiento eficaz a tiempo, puede desarrollarse una neumonía.

Los signos principales son la disnea y la tos persistente, que puede o no producir moco. Conforme progresa la enfermedad, la dificultad para respirar puede limitar la capacidad de la persona para llevar a cabo su actividad diaria.

Habitualmente, el diagnóstico de bronquitis se basa en los síntomas, especialmente en el aspecto del esputo. Si los síntomas persisten, es necesario realizar una radiografía de tórax para asegurarse de que la persona no haya evolucionado hacia una neumonía.

CARACTERÍSTICAS DE LA BRONQUITIS AGUDA			
Tipo de Bronquitis	Síntomas	Duración	Agente Infeccioso
Bronquitis aguda	Tos Flemas Temperatura Antecedente de infección de las vías aéreas superiores	1 a 2 semanas	Generalmente viral
Complicación aguda de una bronquitis crónica	Incremento de la tos. Producción de flemas durante meses. Dificultad para respirar. No hay antecedentes de una infección previa de las vías aéreas superiores .	2 a 3 semanas	Generalmente bacteriana

BRONQUITIS CRÓNICA

El primer síntoma consiste en una tos matutina con flemas, que aparece la mayoría de los días durante por lo menos tres meses al año, generalmente durante invierno, y durante un lapso de dos o más años consecutivos.

Las bronquitis crónicas leves son bien toleradas por el paciente, y sólo se presenta una agudización de los síntomas al levantarse o después de estar en reposo por algunos minutos, aunque lo normal es que la capacidad respiratoria se encuentre disminuida.

No suele haber expectoración ni expulsión alguna de moco, aunque en algunos casos se puede expulsar incluso moco con sangre y pus con muy mal olor, lo cual podría ser sospecha de un diagnóstico más delicado.

La aparición de dificultad para respirar y las crisis asmáticas obligan a tomar medidas más serias, entre ellas la hospitalización urgente del paciente, ya que puede ser señal de insuficiencia pulmonar obstructiva o neumonía, padecimientos que generalmente son peligrosos.

En las etapas finales, el jadeo, la respiración asmática y la tos son graves y continuos, así como la aparición de una coloración azul o morada en labios y uñas. En la etapa terminal de la enfermedad puede presentarse hinchazón en los pies.

Los síntomas de la bronquitis crónica empeoran cuando aumentan las concentraciones de los contaminantes en el aire, o cuando el paciente fuma.

Complicaciones
de la bronquitis

Si la bronquitis aguda se presenta en sujetos sanos, con una adecuada nutrición, normalmente es un cuadro que se limita por sí solo, y casi siempre es ocasionado por virus y, en menor frecuencia, por bacterias.

De lo contrario, si se trata de un paciente con alguna enfermedad asociada, como insuficiencia renal, diabetes, insuficiencia cardiaca, etc.; deficiencias nutricionales, o padece un déficit inmunitario; o tiene además alguna enfermedad pulmonar crónica como la bronquitis crónica, fibrosis quística, bronquiectasias, etc; el cuadro puede ser grave y puede cursar con complicaciones.

Las complicaciones de estos cuadros dependen del tipo de microorganismo y de la situación previa del paciente. Normalmente se cura sin secuelas aunque puede dejar daños residuales a nivel del pulmón o bien ocasionar la aparición de reactividad anormal del músculo liso de los bronquios, y dejar un cuadro de forma temporal o permanente, semejante al asma.

COMPLICACIONES DE
LA BRONQUITIS AGUDA

• Neumonía. **Infección bacteriana pul**monar, originada por diferentes tipos de bacterias, hongos, parásitos o virus.

• Bronquitis crónica, debida a episodios repetidos de bronquitis aguda.

La neumonía se puede desarrollar ya sea como consecuencia de bronquitis crónica o aguda. Si la persona presenta bronquitis crónica, es susceptible de sufrir infecciones recurrentes de las vías respiratorias superiores y también puede tener esta infección pulmonar.

La enfermedad bronquítica crónica predispone a los enfermos a episodios más frecuentes y graves de bronquitis aguda, lo cual deteriora las condiciones del aparato respiratorio.

La función pulmonar falla y como consecuencia se hace cada vez más difícil el intercambio de gases, por lo que la cantidad de oxígeno que entra al cuerpo no es suficiente y afecta a los tejidos del cuerpo, principalmente los del cerebro, corazón y riñones.

COMPLICACIONES DE
LA BRONQUITIS CRÓNICA

• Lesión permanente de los bronquios y bronquiolos, que hace que los pulmones sean cada vez más susceptibles a las infecciones.

• Las infecciones se extienden desde los bronquios hasta los alvéolos pulmonares.

• Neumonía o inflamación de los pulmones.

• Enfisema o deterioro grave de los pulmones, que afecta a los alvéolos.

• Hipertensión pulmonar.

• Insuficiencia cardiaca del lado derecho.

• *Cor Pulmonale*.

• Insuficiencia respiratoria debida a la falta de oxígeno, que se manifiesta por una coloración azulada de los labios y uñas de algunos enfermos.

• Fallo respiratorio.

• Retención de líquidos que provoca hinchazón en los pies y las piernas.

Soy el gobernador de mis hábitos mentales y el único dueño de mi voluntad; quiero estar en equilibrio con el Universo, ser fuerte y emplear en mi beneficio las fuerzas de la Naturaleza.

¿Cómo podemos prevenir esta enfermedad?

Como lo sabes ya, la bronquitis se produce con mayor frecuencia durante el invierno, tanto en climas húmedos como secos, pero siempre en presencia de temperaturas muy bajas, por lo que es aconsejable no exponerse al frío ni a los cambios bruscos de temperatura sin estar bien abrigado.

Una alimentación rica en vitaminas A, C y E, zinc y bioflavonoides también pueden ayudar a prevenir las recaídas de infecciones de vías respiratorias y las infecciones secundarias, en el caso de la bronquitis aguda. Se pueden ingerir suplementos alimenticios que tengan estos nutrientes, pero es conveniente consultarlo primero con tu médico.

Hay que evitar los productos lácteos, azucarados y los huevos, pues aumentan la tendencia a formar mucosidades en los pulmones.

También se recomienda evitar las aglomeraciones y los lugares cerrados donde haya mucha gente, como por ejemplo cines y centros comerciales entre otros, o aquéllos donde el aire esté contaminado, ya sea por los gases de los aires acondicionados o por el humo del tabaco.

Por otro lado, puede ser de gran ayuda quedarse en casa cuando los niveles de contaminación ambiental son tan altos que implican un riesgo para la salud. Es común que en los noticieros, ya sea por radio o televisión, se advierta a la población cuando la contaminación alcanza niveles peligrosos para quienes padecen problemas respiratorios.

La mejor forma de prevenir la bronquitis consiste en evitar iniciarse en el hábito del tabaquismo o bien en dejar de fumar. Los fumadores tienen 10 veces más posibilidades de morir por bronquitis crónica (enfermedad pulmonar obstructiva crónica) que los no fumadores. Los fumadores que dejan el hábito de fumar presentan una mejoría muy considerable en su función pulmonar, siempre y cuando lo hagan a tiempo y de manera definitiva. Otras medidas preventivas incluyen el evitar los irritantes químicos y ambientales, como la contaminación ambiental. Si te es posible, aléjate de las ciudades contaminadas.

Sigue las siguientes recomendaciones:

• Deja de fumar o evita iniciarte en el hábito del tabaquismo.

• Huye de los lugares llenos de humo de cigarro para evitar ser un fumador pasivo.

• Evita los agentes irritantes de las vías respiratorias, como el humo y otros contaminantes del aire.

• No te expongas a vapores químicos o irritantes respiratorios, si tu trabajo necesariamente te obliga a estar en este ambiente, exige y usa tu equipo de protección respiratoria.

• En días de especial contaminación atmosférica, debido al ozono alto u otros contaminantes, permanece dentro de tu casa con las ventanas cerradas.

• Evita caminar o permanecer en la calle junto a las avenidas de mayor tránsito en las horas de caos vial, ya que los niveles de contaminación aumentan considerablemente a esas horas.

• Lávate las manos frecuentemente para evitar la propagación de los virus y otros microorganismos infecciosos.

• Sigue una dieta nutritiva y balanceada, y mantén tu peso ideal.

• Haz ejercicio físico regularmente, sin cansarte demasiado, pídele a tu médico que te ayude a definir qué ejercicio hacer y cuánto; más adelante encontrarás algunos consejos que te pueden servir mientras lo consultas.

• No te expongas al contagio de resfríos o gripe, ni en tu casa ni en lugares públicos.

• Sigue las instrucciones de tu médico para atender cualquier resfrío o infección de las vías respiratorias; evita la automedicación, recuerda que esto te puede llevar a padecer una bronquitis aguda o crónica.

• Pregúntale a tu médico si te debes vacunar contra la gripe y la neumonía.

• Evita el contacto con personas que tengan bronquitis.

• Respira siempre por la nariz, de esta manera puedes introducir en los pulmones aire más caliente.

• En pleno invierno, usa una bufanda sobre la boca y la nariz.

• Evita respirar polvo, gases del automóvil, pintura, aerosoles, etc.

• Usa un humidificador si el aire de tu casa es muy seco.

Soy una energía mayor de la que creía. Estoy creciendo y desarrollándome de forma positiva hacia estados superiores de conciencia. Estoy superándome y ascendiendo constantemente. Mi meta es reconocer quién soy en verdad; es lograr un equilibrio entre mi materia, mente y energía para que mi espíritu siga evolucionando en armonía con la vida.

Tratamiento: usa la Naturaleza a tu favor

El tratamiento de la bronquitis aguda, y más aún de la crónica, con frecuencia es largo y requiere persistencia, empeño y disciplina para no fallar en el cumplimiento de todo el esquema recomendado.

Por lo general es necesaria una terapéutica variada e integral, para liberar las vías respiratorias y lograr hacerlas funcionar de una manera más eficiente y de este modo prevenir las complicaciones y los riesgos secundarios a la deficiencia de oxígeno y a la acumulación del dióxido de carbono.

La primera etapa importante la constituyen los cambios en el estilo de vida, como abandonar el consumo del tabaco y evitar la exposición pasiva al tabaco o al aire contaminado. Además, están indicados los ejercicios moderados, la fisioterapia respiratoria y el drenaje postural, que consiste en la adopción de ciertas posturas que faciliten la salida de los tapones mucosos de los bronquios hacia el exterior.

Es necesario evitar la exposición a inhalantes tóxicos o aerosoles, como los insecticidas u otros aerosoles que se usan habitualmente en los hogares.

Otro aspecto indispensable que debe incluir el tratamiento efectivo de la bronquitis es la nutrición terapéutica. Debemos tomar en cuenta los alimentos y nutrimentos que requiere el paciente para fortalecer su cuerpo y permitirle sobreponerse de la enfermedad; por otro lado, la hidratación del cuerpo es un aspecto muy importante, pues es necesario aumentar la cantidad de líquidos que ingerimos con la finalidad de humidificar los pulmones y facilitar la expulsión de las flemas.

La fitoterapia o uso de las plantas medicinales se utiliza en muchas partes del mundo para combatir todo tipo de enfermedades y tiene una efectividad comprobada, a tal punto que muchos de los medicamentos utilizados por la medicina tradicional se elaboran a partir de plantas.

La jugoterapia es el poder de las frutas que, utilizadas en forma de zumos y adecuadamente combinadas, constituyen un excelente apoyo para el tratamiento de esta enfermedad.

La aromaterapia es el uso terapéutico de los aceites esenciales aromáticos derivados de las plantas y también

se incluyen en la terapia; son muy útiles para desconges-
tionar y abrir el paso de aire a los pulmones.

La hidroterapia, el masaje y las ventosas se recomien-
dan para tratar las bronquitis pues disminuyen la mucosidad, mejoran el paso de aire y favorecen la respuesta
del sistema de defensa ante la enfermedad.

Fitoterapia

Las plantas medicinales son un agente natural de valor inapreciable. Contribuyen al aporte de elementos necesarios, como son vitaminas, minerales, etc. y la mayoría contiene sustancias activas de acción reguladora sobre las disfunciones orgánicas.

En el caso de la fitoterapia para bronquitis aguda, el tratamiento consistirá en la destrucción y expulsión de los agentes causantes. Las plantas medicinales recomendadas ayudan a llevar a cabo una completa movilización de nuestro sistema defensivo con el fin de destruir o expulsar los agentes perjudiciales, actuando en los pulmones, los riñones, el hígado y los intestinos. Estas plantas tienen, entre sus cualidades, propiedades emolientes, expectorantes, béquicas (calmantes de la tos), incluso en algunos casos pueden regenerar la mucosa de los bronquios.

Para tratar la bronquitis crónica se debe utilizar el mismo tratamiento que para la bronquitis aguda pero con mucha mayor constancia y disciplina. Te recomiendo incluir, además, por lo menos una cocción de la planta conocida como cola dc caballo, diariamente. Es muy importante dormir en una habitación ventilada día y noche y evitar las corrientes de aire.

Las plantas terapéuticas que recomiendo en estos casos y que han dado muy buenos resultados a mis pacientes son: malva, hisopo, llantén, avena, regaliz, marrubio, primavera, violeta, trébol, gordolobo, laurel, pulmonaria, tomillo, serpol, romero, saponaria, verónica, eucalipto, drosera, pino, malvavisco, amapola (para sedar la tos fuerte), tusilago, raíz de loto, hinojo, salvia, borraja, hiedra terrestre y equinácea.

Ahora vamos a ver las características, propiedades, usos y dosis de cada una de las plantas medicinales enlistadas:

1. **MALVA** (*Malva sylvestris*)

a) *Características*: Hierba perenne o bianual, con tallos erguidos o algo postrados en la base. Hojas vellosas alternas, de margen serrado; flores en fascículos en las axilas de las hojas superiores y pétalos obovados de coloración purpúrea, más intensa en los nervios. Estambres muy numerosos, fusionados por sus filamentos en una columna

alrededor del estilo. Su fruto contiene semillas secas y su raíz es carnosa y horizontal. Florece desde la primavera hasta finales del verano. Crece
espontáneamente en todo tipo de terrenos, siempre y cuando no sean muy secos. Es una planta
común que ofrece múltiples aplicaciones, tanto
terapéuticas como cosméticas. Debido a sus propiedades suavizantes se usa tradicionalmente para
calmar las molestias que sufren los niños en el
periodo de dentición; en ese caso se les da la raíz
descortezada para que la mastiquen y se tallen con
ella las encías.

b) **_Distribución general_**: Europa, Asia occidental y **Norte de África.** Introducida en América Central y del Norte.

c) **_Localización_**: Se encuentra en muchas partes
de **nuestro país,** particularmente en Texcoco y el
Estado de México.

d) **_Parte utilizada de la planta_**: Las flores, las
hojas y la raíz.

e) **Principios activos**: Los principios activos de la malva son principalmente los mucílagos; además se encuentran los glucósidos, los flavonoides y las vitaminas A, B-1, B-2 y C. Los mucílagos de la malva ejercen un efecto calmante sobre la mucosa respiratoria e inhiben el reflejo de la tos.

f) **Propiedades**: Es protectora importante de la piel y de las mucosas respiratorias; es digestiva y urinaria. Estimula las defensas.

g) **Indicaciones**: Catarros, tos intensa, bronquitis, faringitis, amigdalitis, asma, reflujo gastroesofágico, gastritis, úlcera gastroduodenal, gastroenteritis, malas digestiones, estreñimiento y diarrea (reguladora del tránsito intestinal), falta de producción de orina (oliguria), cistitis, pielitis, nefritis, uretritis, llagas bucales, dolor de dientes, heridas, úlceras, vaginitis, abscesos, picaduras de insectos, dermatitis, eccemas, hemorroides, conjuntivitis y blefaritis.

h) **Contraindicaciones**: Al igual que otras plantas con mucílagos en su composición, no deberá
usarse en caso de:

• Obstrucción esofágica, oclusión intestinal, íleo
espástico, íleo paralítico, obstrucción intestinal, estenosis gastrointestinal, impactación fecal. La
malva podría agravar estos problemas gastrointestinales, si la ingesta de agua no es suficiente.

• Dolor abdominal de origen desconocido.

• Apendicitis.

• Embarazo. La malva no debe usarse durante el
embarazo debido a la ausencia de datos que avalen
su seguridad.

• Lactancia. La malva no debe usarse durante la
lactancia debido a la ausencia de datos que avalen
su seguridad.

i) **Formas de uso y dosis:** Cuece de 8 a 10 gramos de hojas y raíz en medio litro de agua, y toma
una taza de 250 ml cada 8 horas. Debido a las

contraindicaciones descritas es recomendable la ingesta diaria de por lo menos 2 litros de agua al día, para controlar el riesgo de obstrucción gastrointestinal.

2. HISOPO (*Hissopus officinalis L.*)

a) ***Características***: El hisopo es un pequeño arbusto de base leñosa; es una planta herbácea de 70 cm de altura, de tono grisáceo y blanquecino, de sabor amargo y olor aromático semejante al alcanfor. Su tallo es caduco, cuadrangular. Sus hojas son lineales, lanceoladas, casi sésiles, de 2 cm de largo y 3 mm de ancho, pilosas en los bordes y opuestas. Cuenta con flores de color azul violeta, labiadas, dispuestas en espigas densas axilares, largas y espigadas. Su fruto es monospermo, indehiscente. Se cultiva como especia y como planta de jardín, es aromática y medicinal. Se utiliza toda la parte aérea de la planta y tiene un gusto aromático y ligeramente amargo. Se recolectan las sumidades justo cuando comienza la floración, cortando las partes superiores y más tiernas de los tallos. Es de origen mediterráneo y se utiliza en platos de papas y alubias. Da muy buen resultado en los cocteles de frutas como los arándanos agrios, duraznos y chabacanos.

b) *Distribución general*: Procede de las regiones mediterráneas, nace y se extiende por las montañas de la cuenca mediterránea, en el centro y sur de Europa y Asia occidental.

c) *Localización*: Crece en España y México, en montañas y suelos calizos; es una planta difícil de encontrar pues llega a desarrollarse en lugares solitarios.

d) *Parte utilizada de la planta:* Las hojas y flores.

e) *Principios activos*: Aceite esencial que contiene cadineno, pineno, pinocamfona y principio amargo lactónico compuesto de marrubina, ácidos fenólicos, flavonoides, alcohol oloroso, sesquiterpenos, espiridina, ácido málico, goma, resina y azúcar entre otras sustancias. La marrubina es un expectorante y el ácido ursólico muestra actividad antiinflamatoria.

f) *Propiedades*: Es béquico y expectorante; sirve para tratar las afecciones del aparato respiratorio, se le han dado aplicaciones carminativas, como astringente, cicatrizante y vermífugo. Al igual que la salvia, el hisopo es diaforético, es decir, posee efectos moderadores de la transpiración.

g) *Indicaciones*: Enfermedades de las vías respiratorias como: infecciones de la garganta, bronquitis, asma. Calma la tos, los dolores de pecho y la gripe. Abre el apetito, mejora la digestión y estimula el sistema nervioso.

h) *Contraindicaciones*: El hisopo en grandes dosis es tóxico; la esencia pura puede provocar calambres, irritar las mucosas o provocar reacciones alérgicas; entre ellas, puede generar broncoespasmos. No se aconseja tomarlo en casos de irritabilidad. A dosis altas, 2 g de esencia, puede producir convulsiones y ataques epilépticos. Está contraindicado su uso en el embarazo y la lactancia.

i) *Formas de uso y dosis:* Infusión, pon a hervir **cuatro** cucharitas de hojas y flores por cada litro de agua, y toma 250 ml cada 12 horas. Jarabe: hierve la planta en agua, añade azúcar al gusto, mezcla hasta obtener la consistencia de jarabe, toma una cucharada cada dos horas. No sobrepases esta dosis.

3. **LLANTÉN MAYOR** (*Plantago major L.*)

a) *Características*: *Plantago* deriva del latín *planta* (pie) y *ago* (parecer), por la forma de sus hojas en algunas variedades. Pertenece a la familia de las Plantagináceas y es una hierba perenne de tallo grueso que apenas sobrepasa el suelo. De este tallo nace una roseta de hojas robustas y nervadas, y en medio sale una larga espiga coronada por una flor castaña. Al envejecer, esta planta pardusca y rodeada de pequeñas raíces blancas, forma una raíz del tamaño de un pulgar; más tarde le surgen hojas muy visibles, aovadas, de siete venas en el envés, que se sostienen por largos cabillos acanalados. Sus flores son de pétalos rubios. Posee unas espigas de alrededor de 12 centímetros de altura. Los frutos son secos y contienen numerosas semillas negras. El llantén es característico de lugares húmedos. La floración es en primavera, y se recolecta a finales de la estación aprovechando las hojas y las espigas florales. Las hojas se dejan secar a la sombra, extendidas en capas finas, sin voltearlas, o con calor artificial a una temperatura máxima de 40° C.

b) ***Distribución general***: Su origen es de Europa, América del Norte, África del norte y Asia occidental.

c) ***Localización***: Se encuentra en terrenos húmedos y de regadío. Es una planta fácil de encontrar en bordes de caminos, terrenos no cultivados, etc.

d) *Parte utilizada de la planta*: Las hojas, la planta entera aunque casi no se usa su raíz.

e) *Principios activos*: Mucílago, pectina, taninos, catalpol y otras sustancias. Las hojas, espigas y raíces contienen el glucósido aucubina, emulsina e invertina. En las semillas se encuentra un 10% de aceite; las hojas tienen abundante cantidad de potasio en forma de citrato.

f) *Propiedades*: Antibacteriano (extractos), pectoral, expectorante, antiinflamatorio (baños oculares y gargarismos, cataplasmas en heridas), astringente, depurativo, vulnerario, antiséptico y antihemorrágico. Es un excelente expectorante, que actúa con gran eficacia para despejar las afecciones de las vías respiratorias, tales como afonía, tos, ronquera, afecciones de la garganta y mucosidades de los pulmones.

g) *Indicaciones*: En afecciones del sistema respiratorio, tos, asma, bronquitis; heridas (en forma de cataplasmas); dolor dental, dolor de oídos, he-

morragias (se utilizan en estos casos las hojas frescas); picaduras de insectos (especialmente de abejas, y se usan las hojas frescas machacadas);
gota.

h) *Contraindicaciones*: Si bien la administración
de aucubigina provoca gastroenteritis y depresión
del sistema nervioso, con la planta natural no se
han detectado estos efectos tóxicos. Al igual que
en el caso de la malva, se reportan casos de obstrucción intestinal por el uso de las semillas de esta
planta si no se acompañan con abundante agua.

i) *Formas de uso y dosis:* Decocción, infusión,
jarabe, jugo de hojas frescas, tintura y extracto
líquido. Decocción. Añade 100 gramos de hojas
de llantén mayor seco y muy desmenuzado a un
litro de agua, déjalo cocer durante unos 10 minutos, finalmente ponlo a reposar y fíltralo. Toma 3
tazas de 250 ml al día. Es muy importante que
acompañes esta decocción con 2 litros de agua
como mínimo al día.

4. AVENA (*Avena Sativa L.*)

a) ***Características***: Es originaria de Europa meridional y de Asia central. Deriva de la avena silvestre y se caracteriza por su tamaño, ya que cuando se cultiva en óptimas condiciones puede alcanzar un metro de altura. La avena pertenece a la familia de las gramíneas, es conocida desde la antigüedad y posee propiedades desconocidas para muchos. Su tallo está hueco, con unos nudos de los que parten las hojas, de aspecto aplanado y muy ásperas al tacto. La lígula es la membrana localizada en la unión de las hojas con el tallo, que en ocasiones se emplea para determinar con exactitud la especie a la que pertenece. En el caso de la avena, esta lígula es de un tamaño muy pequeño, casi inexistente.

Es un cereal del que se aprovechan todas sus partes; los granos como sémola y harina; además, de la paja se aprovechan sus sales minerales y vitaminas. Es muy apreciado por los ganaderos, pues además de destinarse al consumo humano, siempre ha servido para alimentar animales domésticos. Aunque hay diversas formas de presentación de la avena, la que se consigue en hojuelas contiene aproximadamente 13% de proteína y es fuente de fibra alimenticia, calcio, fósforo, hierro, vitaminas B1 y B2 y niacina, en cantidades superiores a otros cereales.

b) ***Distribución general***: Zonas templadas de **Europa y América del Nor**te. Es originaria de Europa oriental. Se comercializa en todo el mundo como cereal de cultivo, alimento caliente y dulce, ideal para climas fríos.

c) ***Localización***: Crece en el Estado de México.

d) ***Parte utilizada de la planta***: El tallo y las semillas.

e) ***Principios activos***: Carbohidratos, grasas, proteínas, una hormona semejante a una foliculina (acción estrogénica), vitamina A, B1, B2, PP, E y

D, carotenoides, tocoferol, vitamina K, boro, yodo, potasio, calcio, magnesio, fósforo, cobalto, zinc, manganeso, aluminio, sodio, hierro. Además posee un componente importante, la avenina o gramina, alcaloide indólico que le proporciona acción sedante. Entre los principales componentes ubicados en la semilla se encuentra la gramina, un alcaloide indólico que también está presente en el centeno, la cual ha demostrado poseer propiedades sedantes a través de sus extractos alcohólicos.

f) *Propiedades*: Se usa como remineralizante, diurético, emoliente, analéptico, laxante ligero, timoléptico, tónico cardíaco, antidispépsico, antiastánico, antidiarreico. Se emplea en casos de debilidad y síntomas de menopausia. Hipoglucémico, tónico nervioso y antidepresivo; favorece la sudoración y se usa contra la debilidad física.

g) *Indicaciones*: Se usa en catarro, afecciones bronquiales, deficiencias tiroideas y estrogénicas, enfermedades degenerativas, insomnio, ansiedad,

enfermedades de los órganos genitales y trastornos menstruales; para calmar dolores reumáticos,
ciáticos y hepáticos. Es diurético y reblandece los
tejidos, facilitando el exterminio de tumores y abscesos.

h) *Contraindicaciones*: Hasta la fecha no se
conocen. De cualquier forma, es importante no
prescribir formas de dosificación con contenido al-
cohólico a niños menores de dos años ni a
consultantes en proceso de deshabituación etílica
(en el caso del extracto fluido y la tintura).

i) *Formas de uso y dosis:* Debes hervir 50 gramos de avena en medio litro de agua, toma una
cucharada cada dos horas. Decocción, deja hervir
por 30 minutos, 20 gramos de avena por 1 litro de
agua, se cuela y se toman tres tazas de 250 ml al
día, por la mañana, a mediodía y por la noche. Extracto fluido (1:1, en alcohol de 25°): 15 a 30 gotas, tres veces al día. Tintura (1:10): 20 a 60 gotas,
tres veces al día.

5. REGALIZ (*Glycyrrhiza glabra*)

a) ***Características***: Se trata de una planta de tallo **erguido que** brota en primavera y se seca en invierno, y llega a medir hasta un metro de altura. Produce un tallo subterráneo del que van surgiendo brotes constantemente. Esta planta desarrolla una raíz que puede alcanzar un palmo de profundidad; de ella brotan otras que se introducen mucho más en la tierra, de uno a dos metros; la raíz principal tiene el grosor de un dedo. Alrededor del tallo aéreo encontramos las hojas, compuestas de tres a ocho pares de hojuelas, siempre en número impar, puesto que se disponen por pares, enfrentados, y uno en el ápice, las hojas son de sabor amargo, al contrario que la raíz. Las flores forman racimos sobre cabillos que nacen en la axila de las hojas y son más cortos que éstas. El cáliz tiene cinco lóbulos estrechos, dispuestos en dos labios; la corola presenta un color entre azulado y violáceo. El fruto es una legumbre que contiene como máximo cuatro semillas. Los tallos brotan en primavera y desaparecen en invierno pueden llegar a medir un metro o más de altura; son rollizos y se endurecen rápidamente. Se puede cultivar plantando un trocito de tallo, que crece al cabo de tres años.

b) *Distribución general*: El regaliz medicinal es **una planta originaria de** la región mediterránea, cuyas primeras referencias datan del antiguo Egipto.

c) *Localización*: La encontramos en Madrid, Toledo y Guadalajara, en España y en Portugal. Vive en zonas húmedas, junto a los ríos, lagos o lagunas, en tierras arcillosas.

d) *Parte utilizada de la planta:* Las raíces de tres años.

e) *Principios activos*: Glicirricina de 12 a 15%; este componente está compuesto por sales magnésicas, potásicas y cálcicas del ácido glicirrícico; flavonoides, liquiricina, rhamnoliquiritina e isoliquiritina. Entre los glucósidos flavonoides destacan el diglucoliquiritósido y el liquiritósido-flavanona; ácidos ferúlico y sinápico, así como herniarina y umbeliferona. Principios amargos 6%, gliciramarina, estrógenos vegetales como el estigmasterol y beta-sitosterol. Hormonas vegetales entre ellas, estriol, estradiol, estrona. Hidratos de carbono, como la glucosa, sacarosa, celulosa, almidón; aminoácidos entre ellos la asparagina, colina y betaína

f) *Propiedades*: Es emoliente, demulcente, nutritiva, pectoral, desodorante del aliento y colagoga.

g) *Indicaciones*: Pirosis, gastritis, úlcera gastroduodenal, dispepsias, espasmos gastrointestinales, meteorismo y gases, estreñimiento, bronquitis, asma y artritis reumatoide.

h) *Contraindicaciones*: Hipertensión, embarazo, hepatitis colestáticas, cirrosis, hipopotasemia. Su uso excesivo produce dolor de cabeza y vértigo. No la deben consumir las personas diabéticas.

i) ***Formas de uso y dosis:*** Infusión 50 gr de raíz de regaliz en un litro de agua; deja hervir por 5 minutos y toma 500 ml por día. No deben superarse las 4-6 semanas de tratamiento. Disuelve perfectamente un par de gramos de extracto seco de regaliz en una onza de leche caliente, vierte en una taza y tómatela muy caliente. Para prevenir la posible pérdida de potasio es recomendable seguir una dieta rica en potasio (plátanos, kiwis, orejones de chabacano).

6. MARRUBIO (*Marribium vulgare*)

a) ***Características***: Esta hierba de un metro de altura es una planta herbácea de tallos cuadrangulares y vellosos, hojas ovales, opuestas, rugosas, ásperas, puntiagudas y de dientes gruesos y redondeados; la pelusilla que las recubre les da un tono verde blanquecino. En la axila de las hojas superiores aparecen verticilos impares de flores pequeñas, tubulares, divididas en diez partes, son blancas y están protegidas por gruesas brácteas; es de sabor amargo y despide un olor algo balsámico. Sus frutos son tetraquenios. Puede permanecer hasta seis años en el mismo lugar de asentamiento. Toda la planta exhala un aroma parecido al del tomillo. Debe recogerse antes de que florezca, en el mes de junio. En casi todos los países, esta planta tiene aplicaciones medicinales.

b) *Distribución general*: La especie es originaria de Europa meridional.

c) *Localización*: Se le puede encontrar en forma silvestre en lugares abandonados, al borde de caminos, pastos, y en general en todas las zonas cálidas y soleadas.

d) *Parte utilizada de la planta*: Las hojas y las sumidades floridas.

e) *Principios activos*: Los principios amargos son marrubina (1%); otros diterpenos como el marrubiol, peregrinol, vulgarol; el ácido fenólico marrubíico, trazas de aceite esencial, colina, taninos (2-3%), sales minerales de hierro y potasio, saponósidos, flavonoides como la apinenina, **vitexina, lute**olina.

f) *Propiedades*: El marrubio actúa directamente sobre el **epitel**io bronquial, ejerciendo un efecto irritante y **aum**entando la producción de secreciones bronquioalveolares. Además aumenta la actividad de los cilios bronquiales; estimula las papilas gustativas, las cuales por un efecto reflejo aumentan la producción de jugos gastrointestinales, estimulando el apetito. Aumenta la·producción de jugos gástricos y la producción y la eliminación de bilis.

g) *Indicaciones*: Se utiliza para el tratamiento de la diarrea, estreñimiento, aerofagia, catarros, bronquitis, tos improductiva, asma, infecciones respiratorias, en los problemas respiratorios, sirve para fluidificar les secreciones de los bronquios y facilitar la expectoración, da bienestar respiratorio. También se usa por vía tópica para el tratamiento de estomatitis, faringitis, lesiones cutáneas y úlceras cutáneas.

h) **Contraindicaciones**: Embarazo, lactancia, dispepsias hipersecretoras, gastroenteritis, náusea y vómito.

i) **Formas de uso y dosis:** Infusión de 25 g por medio litro de agua, bébete el medio litro lo más caliente posible, por las noches. Extracto fluido (1:1), 25 a 50 gotas, una a tres veces al día. Tintura (1:10), 50-100 gotas, una a tres veces al día.

7. PRIMAVERA (*Primula veris L.*)

a) **Características**: Planta perenne herbácea de hasta 30 cm de altura, de la familia de las Primuláceas. Esta planta forma un tronquito subterráneo de 2 a 3 centímetros de largo por 5 a 10 de grueso, con abundantes raíces blanquecinas en el extremo. Sus hojas aovadas, rugosas, finamente vellosas en la parte superior, blanquecinas, de bordes ondeados y sostenidas por prolongados cabillos, nacen en la base. Las flores se agrupan de 8 a 12 y descansan sobre cabillos desiguales. El fruto es una cápsula pequeña que se encuentra encerrada en el cáliz. La raíz es de sabor amargo. Las hojas frescas y tiernas de la primavera se pueden comer en ensalada, de igual manera, las flores pueden añadirse frescas sobre las ensaladas y postres, dando un toque muy original a los platos. Si maceramos algunas flores en vino, le proporcionan a éste un aroma excelente. Es una hierba espontánea o cultivada de la que se conocen numerosas variedades. Se recolecta en primavera. Debe utilizarse con cuidado, ya que en algunas personas puede originar alergias transitorias leves en la piel. Su raíz posee propiedades hemolíticas. Si el invierno no es muy frío, se pueden encontrar las primeras flores de esta planta incluso a mediados del mes de enero. Al excursionista le puede resultar muy útil como alimento y también como remedio para varios padecimientos.

b) ***Distribución general***: Eurasiática. Común en el Norte de la Península Ibérica y sistemas montañosos del Centro y del sur de España.

c) ***Localización***: Se encuentra en ribazos, prados y claros de los bosques.

d) ***Parte utilizada de la planta***: El rizoma y las raíces, ocasionalmente las flores y hojas.

e) ***Principios activos***: Saponina (primulina) en las flores y hojas, pero especialmente en el rizoma. Protoprimulagenina, priverogenina; los glucósidos son la primaverina y la primulaverina; vitamina C, ácido salicílico, pigmentos flavónicos.

f) ***Propiedades***: Expectorante, fluidificante de secreciones bronquiales, diurético, espasmolítico, analgésico, antirreumático y sedante nervioso.

g) ***Indicaciones***: Se utiliza para afecciones respiratorias como la gripe, resfriados, bronquitis, asma y sinusitis. Además, en casos de oliguria, edemas, cistitis, urolitiasis; reumatismo, gota, neuralgias.

En uso externo en el caso de contusiones e inflamaciones osteoarticulares.

h) *Contraindicaciones*: Hemoptisis, melenas, hematemesis, hematurias. La planta fresca puede producir dermatitis por contacto.

i) *Formas de uso y dosis*: Como infusión, cuece 25 gramos de rizoma en un litro de agua hirviendo, toma de tres a cuatro tazas al día; puedes endulzar este té con miel.

8. VIOLETA (*viola adorata*)

a) *Características*: La violeta pertenece a las violáceas. Es una planta herbácea y vivaz, con tallos rastreros que arraigan fácilmente y florecen al segundo año. Mide de 5 a 15 cm de altura. Tiene hojas radicales con peciolo muy largo, ásperas, acorazonadas y de borde festoneado; las flores son casi siempre de color morado claro y a veces blancas, aisladas, de cabillo largo y fino y de suavísimo olor, el fruto es capsular, con muchas semillas blancas y menudas. Las violetas son plantas hermosas que adornan muchos hogares con sus alegres y delicadas flores, pero además tienen propiedades curativas. Su recolección debe realizarse en primavera y deben dejarse secar al sol con mucho cuidado. Desde una perspectiva holística, se ha creído que las violetas poseen componentes anticancerígenos, lo que las convierte en una posibilidad para el tratamiento contra el cáncer. La violeta formaba parte de la Medicina «oficinal» de Hipócrates.

b) *Distribución general*: Crece en Chile, Portugal, Perú y Bolivia.

c) *Localización*: Naturalmente se encuentra en los montes de España; se cultiva en jardines.

d) *Parte utilizada de la planta*: Las flores y las hojas.

e) *Principios activos*: Las flores contienen aceite esencial, mucílagos, una pequeña cantidad de .

ácido saliálico y violamina. El rizoma y la raíz contienen saponinas, salicilato de metilo, aceite esencial, un alcaloide (odoratina) y saponósidos. Las hojas llevan ácidos y saponinas.

f) *Propiedades*: Es diurética, expectorante, **sudorífica y calman**te de los espasmos. Combate enfermedades del pecho, hemorragias, pujos hemorroidales, ulceraciones de la boca, y dolores de muelas; es un eficaz desinflamante interno, especialmente de las vías respiratorias; actúa contra la gota, insomnio, afecciones de los ojos, dificultad **para r**espirar; es vomitivo.

g) *Indicaciones*: Se recomienda en las enfermedades **de la g**arganta y de los bronquios. Tos de los tuberculosos y la tosferina. Activa la expulsión de toxinas mediante el sudor, facilita la expectoración y descongestiona las mucosas.

h) *Contraindicaciones***:** No se conocen. No debe **suministrarse en dosis mu**y elevadas ya que esta planta contiene saporinas que pueden provocar náuseas y vómitos.

i) *Formas de uso y dosis*: Infusión de una cucharada por taza, 2 o 3 al día, o más si se quiere sudar intensamente. Bebe al acostarte dos cucharadas de jarabe de violetas con unos tragos de agua de sauco o de lechuga. El jarabe se prepara de la siguiente manera, remoja 2 o 3 docenas de flores de violeta y 24 semillas de membrillo en dos litros de agua, se dejan en infusión en un recipiente de barro durante 12 horas. Hierve el líquido hasta que se consuma la tercera parte del agua, agrega 500 gramos de azúcar cande o común, y 50 gramos de aceite de almendras; cuece hasta que adquiera la consistencia de jarabe, deja enfriar antes de usarla.

9. **TRÉBOL** (*Trifolium pratense L.*)

a) *Características*: Esta hierba vive algunos años; sus **tallos brotan** en número vario de la cepa y crecen hasta tres palmos; son rollizos, con pelitos blancos. De trecho en trecho echan sus hojas sobre un largo rabillo, con dos piezas supletorias; las estipulas, en su arranque, están soldadas al rabillo en buena parte y acabadas en punta fina. Sus hojas están divididas en tres hojuelas casi ovaladas, a menudo presentan forma de cuña en la base, y una manchita blanca en la cara superior. Las flores se recogen en cabezuelas redondeadas, entre dos hojas opuestas; son de color rozado, de 12 a 15 milímetros de largo. El trébol rojo es una planta medicinal de uso humano. Es una planta que podemos encontrar en todas partes, ya sea en jardines o en sitios abiertos y puede encontrarse en cualquier época del año. Ese humilde trébol que crece en todas partes, y al cual no le prestamos mucha atención, es en realidad uno de los más dignos representantes de la herbolaria.

b) ***Distribución general***: Es abundante a lo largo de Europa, Asia Central y del norte del mediterráneo al Círculo Polar Ártico

c) ***Localización***: Crece en Sonora, Chihuahua, Puebla e Hidalgo.

d) ***Parte utilizada de la planta***: Hojas, flores y tallos.

e) **Principios activos**: Contiene cumestrol y alrededor de un 2% de isoflavonas derivadas de la genisteína, daidzeína, biochanina y aformononetina. Las flores contienen el glucósido trifolina, además de quercetínico, ácido salicílico, ácido p-cumarínico. Tiene una esencia dextrógira con un poco de furfurol; en las hojas se ha hallado asparagina, y al parecer tirosina, hipoxantina, xantina, guanina, proteínas y compuestos sulfurados.

f) **Propiedades**: Pectoral, oftálmico, digestivo, laxante suave. El trébol rojo tiene la habilidad de aflojar la flema y calmar los espasmos bronquiales.

g) **Indicaciones**: Como es expectorante, el trébol puede ayudar cuando se presenta un cuadro de bronquitis, en el alivio de la tos, y particularmente con la tosferina.

h) **Contraindicaciones**: Embarazo y lactancia.

i) **Formas de uso y dosis**: Cuece un puñado de la hierba florida en agua, toma 3 tazas de 250 ml de la cocción resultante; te recomiendo tomarlo en dosis de 15 a 30 gramos por litro de agua.

10. **GORDOLOBO** (*Verbascum thapsus*)

a) *Características*: Planta herbácea bienal, de tallo grueso y tomentoso. Tiene una altura variable que puede alcanzar los dos metros. Hojas alternas, largas, angostas y onduladas en el borde. Las flores van en espigas altas, grandes, densas, de color amarillo. Florece desde mayo hasta octubre. El fruto es una cápsula ovoide. Para uso medicinal se recolectan las flores, con tiempo soleado, y de forma progresiva, a medida que se van abriendo. También se pueden recolectar las hojas e incluso las raíces; de las flores sólo se recoge la corola junto con los estambres, sin el cáliz. Se debe evitar comprimir los pétalos; se deben poner a secar lo más rápidamente posible después de la recolección, a la sombra o en secadero a una temperatura máxima de 60º C. Durante el secado adquieren un tono amarillento, un olor que recuerda el de la miel. Las hojas, que deben seleccionarse cuando la planta está en plena floración, se ponen a secar a la sombra y con buena ventilación. A esta planta antiguamente se le reconocían propiedades mágicas, y se creía que protegía de los malos espíritus. Las hojas y flores del gordolobo se utilizan en preparaciones herbales. Las hojas se recogen a finales de la primavera, justo antes de florecer, las flores entre julio y septiembre, y las raíces en marzo u octubre.

b) ***Distribución general***: Aparece de forma espontánea en toda Europa, en collados soleados, entre rocas y lugares desérticos.

c) ***Localización***: Se encuentra casi en todas partes. Crece en Sonora, Veracruz, Morelos, Isla Socorro, Nuevo León, Jalisco, San Luis Potosí, Valle de México y Chiapas.

d) ***Parte utilizada de la planta***: Hojas, flores y raíces.

e) *Principios activos*: Las flores contienen mucílagos, aceite esencial, saponinas, un fitosterol llamado verbasterol, azúcar, colorantes amarillos y ácidos. Las hojas contienen saponina, mucílago, resina y principios amargos. Las semillas poseen saponinas.

f) *Propiedades*: Es emoliente, espasmolítico, **expectorante, calm**ante bronquial y en casos de tos irritante, inflamación de vías respiratorias; es un diurético suave; usos externos: hemorroides y afecciones de la piel. Alivia la bronquitis, el dolor de estómago y las molestias causadas por el reumatismo; se emplea contra las afecciones de la garganta, quemaduras, llagas y diarreas; combate el asma, sabañones, piel agrietada y las hemorroides.

g) *Indicaciones*: Rozaduras, heridas y dolor de articulaciones, quemaduras, reumas, bronquitis, asma e irritación de las vías digestivas.

h) *Contraindicaciones*: No se conocen.

i) *Formas de uso y dosis*: Cuece 50 gramos de flores y hojas en un litro de agua, toma tres tazas de 250 ml al día antes de las comidas.

11. LAUREL (*Laurus nobilis L.*)

a) *Características*: Es un árbol perenne de hasta 10 m de altura, de tallo lampiño con una corteza lisa y de color que va de verde oliva a negra. Las hojas caráceas son alternas y lanceoladas, acuminadas, coriáceas, con un peciolo corto, márgenes enteros y de color verde oscuro. Las inflorescencias son umbelas o panículos. Las flores son blancoamarillentas y se agrupan en formaciones axilares. Los frutos son bayas ovadas negruzcas. En la mitología griega existe la leyenda de que Apolo se enamoró de Dafne, una ninfa hija del dios del río Penneo, y como ella lo rechazó fue perseguida por Apolo a través del bosque; ante su insistencia, Dafne se transformó en un laurel; Apolo, desconsolado, hizo del laurel su árbol sagrado. En griego, *Dafne* significa laurel. Los emperadores romanos, vencedores militares y deportivos antiguamente se coronaban con hojas de laurel. En los últimos juegos olímpicos se retomó esta costumbre y se coronó a los ganadores de cada una de las pruebas con laurel. Florece entre los meses de abril y mayo.

b) ***Distribución general***: Es originario de los matorrales perennifolios de la región mediterránea en laderas rocosas y bosques claros.

c) ***Localización***: Crece espontáneamente tanto en climas fríos como templados, en zonas húmedas, sombrías y de litoral, donde puede gozar de un clima no demasiado extremoso, ni por la sequedad del estado ni por las bajas temperaturas invernales.

d) ***Parte utilizada de la planta***: Las hojas y las bayas.

e) ***Principios activos***: Las hojas contienen aceite esencial (1.0-3.0%), monoterpenos como euca-

liptol, alfa y beta-pineno, citral, metilcinamato;
lactonas sesquiterpénicas; deshidrocostulactona,
costunólido, eremantina, laurenbiólido; alcaloides
isoquinoleínicos, reticulilla y taninos. Los frutos del
laurel contienen aceite esencial (1.0-4.0%), monoterpenos como eucaliptol, alfa y beta-pineno, citral,
metilcinamato; lactonas sesquiterpénicas; deshidrocostulactona, costunólido, eremantina, laurenbiólido; alcaloides isoquinoleínicos; reticulina,
taninos, aceite (25-55%); triglicéridos de ácidos
grasos láurico, palmítico y oleico.

f) *Propiedades*: El laurel es digestivo, tónico,
expectorante, antiséptico, carminativo, emanagogo,
diurético, sudorífico, dolores reumáticos, regulador de la menstruación y muy útil en aplicaciones
tópicas.

g) *Indicaciones*: Favorece la expulsión de las
mucosidades de las vías respiratorias y contiene
sustancias de acción bactericida, por lo que resulta muy adecuado en caso de afecciones tales como
la bronquitis, faringitis, etc.

h) ***Contraindicaciones***: En el embarazo y la lactancia, el laurel no debe usarse a dosis superiores a las utilizadas en la alimentación debido a la presencia de alcaloides que pueden producir efectos adversos en el feto y llegar a la leche materna produciendo efectos **adversos** en el lactante.

i) ***Formas de uso y dosis***: En infusión, se añade a una **taza de agua** hirviendo una cucharadita de hojas secas desmenuzadas, se hierve por 3 minutos y se deja reposar 15, finalmente es necesario filtrarlo; te recomiendo tomar cuatro tazas de 250 ml al día.

12. **PULMONARIA** (*Pulmonaria officinalis L.*)

a) ***Características***: Es una planta vivaz de 15 a 50 **centímetros de** altura, que se desarrolla a partir de un rizoma que recorre el subsuelo a poca profundidad y del que parte un tallo erguido y velloso, con flores rojas, azules o violáceas, que puede llegar a alcanzar hasta treinta centímetros de altura, después de producirse la floración, se desarrollan en su base unas hojas grandes que destacan porque en su superficie presentan una serie de manchas blanquecinas, de disposición y tamaño irregular, son grandes de apariencia desmayada y con vellitos. Las hojas que parten del tallo son de menor tamaño, pero mantienen esas manchas características. Tiene frutos secos y múltiples. La pulmonaria es una planta remineralizante por su gran riqueza en sales minerales y sobre todo en sílice, que favorece la cicatrización de las lesiones óseas; su actividad en este caso es semejante a la consuelda y aumenta la resistencia del tejido conjuntivo y la actividad de los leucocitos frente a las infecciones.

b) **Distribución general**: Es muy utilizada en España. Se extiende por climas templados de toda Europa.

c) **Localización**: No se ubica muy bien, ya que hay especies muy parecidas a ésta, aunque se puede encontrar en terrenos de barbecho y próximos a ríos o zonas húmedas. También se cultiva como planta **orna**mental en parques y jardines.

d) *Parte utilizada de la planta*: Hojas, troncos y flores.

e) *Principios activos*: La pulmonaria tiene en su composición química, mucílagos y otros carbohi-dratos, alantoína y taninos; trazas de alcaloides pirrolizidínicos, vitamina C y ácido silícico; flavonoides derivados del quercetol y del kenferol; sales minerales y saponina.

f) *Propiedades*: La saponina justifica su acción **expectorante**; los mucílagos y alantoína, sus pro-piedades demulcentes, mucolíticas y cicatrizantes. Desinflama la garganta, alivia el catarro, bronquitis crónica, sabañones y esputos de sangre presentes en la tuberculosis.

g) *Indicaciones*: Te la recomiendo para la tos, bronquitis aguda y crónica, asma bronquial, cata-rros de la garganta, ronquera y bronquitis purulenta. También para las diarreas, hemorroides y afecciones de la vejiga urinaria.

h) *Contraindicaciones*: Embarazo, lactancia y enfermedades del hígado, por los alcaloides pirrolizidínicos.

i) *Formas de uso y dosis*: Toma la infusión de las hojas o las flores frescas, a razón de 30 o 50 gramos por litro de agua, agrega el jugo de medio limón a cada taza y endulza con miel de abeja. Para controlar las molestias en la garganta, hierve 15 gramos de sumidades floridas en 150 mililitros de agua, deja enfriar durante tres minutos y haz gargarismos.

13. TOMILLO (*Thymus vulgaris*)

a) *Características*: Este subarbusto mide aproximadamente 40 centímetros de altura y es muy aromático; tiene tallos leñosos, derechos y blancuzcos; sus hojas también son blancas. Sus flores son blancas y violáceas, muy pequeñas pero muy abundantes y florecen en marzo. Es una hierba aromática del mediterráneo que se utiliza en pequeñas cantidades para la preparación de pastas, ensaladas y salsas condimentadas. Tiene propiedades medicinales y digestivas, razón por la cual es una de las hierbas más utilizadas como condimento. Se recoge cuando está florida, y una vez seca se puede desmenuzar para separar la flor y las hojas de los troncos. Es un buen desinfectante y bactericida. Su nombre proviene de la palabra griega que significa valentía, y si nos hace falta estar fuertes de cara a una empresa difícil nos pondremos una brizna en la solapa tal como hacían los caballeros medievales.

b) *Distribución general*: Es originario de las tierras mediterráneas.

c) *Localización*: Crece en laderas y collados secos y cálidos del país; en Veracruz, Oaxaca y Campeche.

c) *Parte utilizada de la planta*: Se emplean las hojas y las flores.

d) *Principios activos*: Contiene esencia rica sobre todo en timol y carvacrol, dos fenolisómeros. Otros fitoconstituyentes importantes son los flavonoides (derivados de apigenol y luteolol), ácidos-fenoles (ácido caféico, ácido rosmarínico), vitamina B1, vitamina C, manganeso, taninos, saponinas, etc.

e) *Propiedades*: El tomillo es antiséptico, antiespasmódico, diurético, sudorífico, y calmante. Lo recomiendo en los resfriados, la tosferina, el enfisema, etc; además en las infecciones intestinales, gusanos, diarreas, inflamaciones y aerofagia. Por sus propiedades antivíricas se puede usar para prevenir las recaídas del Herpes Zoster.

f) *Indicaciones*: El tomillo está indicado para el tratamiento de catarro, gripe, faringitis, tos irritativa, amigdalitis, bronquitis, asma, enfisema, disquinesia biliar, digestiones lentas, meteorismo, espasmos gastrointestinales, parasitosis, inapetencia, astenia, convalecencia, cistitis, uretritis y pielonefritis; en uso externo está indicado en dermatitis, forúnculos, infecciones cutáneas, dermatomicosis, vaginitis, conjuntivitis, otitis, rinitis, sinusitis, dolores reumáticos, estomatitis, dolores dentales, alopecia, contusiones, esguinces, hematomas y quemaduras.

g) *Contraindicaciones*: Por vía interna, no debe consumirse en embarazo y lactancia, en niños menores de seis años, consulte a su médico. Tampoco está recomendado en casos de gastritis, úlceras gastroduodenales, síndrome del intestino irritable, colitis ulcerosa, enfermedad de Crohn, hepatopatías, epilepsia, Parkinson y enfermedades neurológicas. Aplicaciones tópicas, en niños menores de seis años, consulte a su médico; está contraindicado en personas con alergias respiratorias e hipersensibilidad conocida a éste u otros aceites esenciales.

h) *Formas de uso y dosis:* Para preparar una infusión de tomillo se colocan 20 gramos de hojas y flores secas en un recipiente esmaltado y se le agregan 2 tazas de agua hirviendo, se tapa y deja reposar por 10 minutos. Te recomiendo tomar 2 tazas de esta infusión al día, pero no lo tomes por periodos mayores a 15 días, descansa 15 y posteriormente puedes reiniciar el esquema de tratamiento. Por destilación se obtienen dos esencias, una más volátil que otra, la de color rojo es más pura que la que se obtiene de una segunda destilación de un color blanquecino. En los problemas de pecho, garganta y tos, se puede utilizar inhalando sus vapores, o al tomar duchas calientes, combinándolo con otros aceites esenciales; más adelante lo revisaremos con más detalle.

14. **SERPOL** (*Thymus serpylum L.*)

a) *Características*: Es una planta perenne y rastrera, de tallos cespitosos y tumbados, hojas enteras y planas. Sus flores, de color rosa-morado, son pequeñas y nacen en espiga. Perteneciente a la familia de las labiadas, a primera vista no resulta fácil distinguirla del tomillo, sobre todo en España, donde la variedad de tomillos y serpoles es muy grande. Se multiplica por división de mata. Toda la planta es muy olorosa; algunas especies despiden aromas que recuerdan el limón o la melisa. Con fines medicinales se recolecta la planta entera en flor sin las raíces y se seca a la sombra en un lugar aireado. La operación se lleva a cabo en plena floración (entre mayo y agosto) y con tiempo soleado. Las partes cortadas se ponen a secar a la sombra, o en secadero a una temperatura máxima de 35ºC. Se conservan en recipientes herméticos alejados de la humedad, y cuidando de que no se mezclen con otras plantas. El serpol también forma parte de dentífricos y colutorios y también se emplea como condimento.

b) *Distribución general*: Crece en las colinas soleadas y en los prados de Europa central y Asia, donde no existe el tomillo.

b) *Localización*: Crece en los collados y laderas de las montañas, regularmente a gran altura. Se ha encontrado hasta a 2500 m de altitud; prefiere los rincones áridos, suelos, pedregosos o los claros como los bosques.

c) *Parte utilizada de la planta*: Las hojas y el tallo florido.

d) *Principios activos*: El serpol contiene aceite esencial rico en timol, carvacrol y p-cimol; ácidos-fenoles como el ácido caféico, rosmarínico, ursólico y oleanólico. Posee abundantes alcoholes terpénicos entre ellos el linalol, terpineol, geraniol y cineol; flavonoides derivados del apigenol, luteolol, diosmetol, scutellaceol; taninos y saponinas.

e) *Propiedades*: El serpol es considerado un excelente antiséptico, tónico digestivo que ayuda a hacer la digestión y elimina las lombrices de los intestinos. En general, tonifica el organismo al actuar sobre los centros nerviosos y favorecer la circulación sanguínea. Es excelente para mitigar la tos.

f) *Indicaciones*: El serpol se utiliza en afecciones del tracto respiratorio como el catarro, gripe, sinusitis, faringitis y tos; en trastornos digestivos como inapetencia, espasmos gastrointestinales; y en afecciones de las vías urinarias. Externamente se emplea en heridas y afecciones cutáneas y es común utilizar la planta en baños antirreumáticos y relajantes musculares.

g) *Contraindicaciones*: A grandes dosis la planta puede producir una anestesia ligera, también puede provocar convulsiones; es recomendable usarla con precaución en los niños por la posibilidad de reacciones alérgicas; en tal caso te recomiendo consultarlo con tu médico. Tampoco es recomendado su uso durante el embarazo y la lactancia.

h) *Formas de uso y dosis:* Infusión, preparada con una cucharadita de postre por taza. Se toman

como mínimo 3 tazas al día, antes o después de
las comidas.

15. **ROMERO** (*Rosmasrinus officinalis*)

a) *Características*: Es un arbusto de la familia
de las labiadas, con tallos ramosos, de aproximadamente un metro de altura. Es de hoja perenne
muy aromática, tiene flores de color lila pálido y
hojas numerosas, verde oscuro brillante por el haz
y blanquecino por el envés; es de olor muy aromático y sabor acre. Las hojas son agudas, de 2 a 3
cm de largo por 3 mm de ancho, y nacen enfrenta-
das. La primavera y el verano son las dos estaciones
durante las cuales se debe hacer la recolección de
las hojas y las flores, que deben secarse a la sombra y guardarse en un lugar seco y oscuro hasta
que se hayan secado. Después deben guardarse
en un recipiente de vidrio bien cerrado y protegido
de la humedad y de la luz. Florece durante todo el
año dependiendo de la altura y de los diferentes

microclimas. Generalmente se producen dos floraciones: una hacia enero y otra alrededor de junio. El romero está relacionado con las tradiciones más enraizadas de la cultura y el pueblo mexicano y el español. Es muy común su uso culinario y tradicional durante la Navidad, época durante la cual lo oímos mencionar en villancicos como el que dice: "la Virgen lava pañales, y los tiende en el romero".

b) *Distribución general*: Crece de manera espontánea en los matorrales del Mediterráneo en compañía de otras plantas como el tomillo, el espliego y las jaras.

c) *Localización*: Se encuentra en Hermosillo, Chihuahua, Guadalajara, Puebla, Saltillo y Guatemala.

d) *Parte utilizada de la planta*: Hojas y flores.

e) *Principios activos*: El romero contiene entre los ácidos fenólicos al caféico, clorogénico y rosmarínico; tiene además flavonoides derivados del luteolol y apigenol; aceites esenciales como el pineno, canfeno, borreol, cíñelo y alcanfor; un principio balsámico de sabor amargo, tanino y una resina esencial.

f) **Propiedades**: El romero es estimulante del sistema nervioso, carminativo, antiséptico, emenagogo, y cicatrizante; además es analgésico en uso externo y estimulante del cuero cabelludo. Tiene efectos estimulantes y tónicos; favorece la recuperación en las enfermedades respiratorias y del aparato digestivo.

g) **Indicaciones**: Afirma y fortifica los dientes, estimula el apetito, calma dolores de cabeza, oculares, de muelas y reumáticos; alivia las ronqueras; es eficaz contra el asma, el catarro común y los procesos bronquiales; combate úlceras en encías, ahogos, fatiga, diabetes, dolores de piernas y cansancio; regulariza la menstruación, evita la caída del cabello y la caspa, vigoriza los nervios y el estómago, depura la sangre; es eficaz, también, contra la fiebre tifoidea, la parálisis y para sanar las llagas gangrenosas.

h) **Contraindicaciones:** Está contraindicado el uso de la esencia durante el embarazo, con gastroenteritis y prostatitis.

i) **Formas de uso y dosis:** Infusión, preparar con 1 cucharadita de la hierba por taza, colar y beber 2 tazas de 250 mililitros por día. Se puede hacer un excelente elixir de flores de romero tomando un puñado generoso de éstas y macerándolas por 30 días en aguardiente; toma 20 gotas antes de dormir.

16. **SAPONARIA** (*Saponaria officinalis*)

a) **Características:** Esta hierba vivaz mide de 30 a 60 centímetros de altura. Su tallo, rollizo, tiene nudos y es de borde ligero, de éste nacen hojas en pares, lanceoladas y sostenidas por cabillos cortos, las hojas son de color verde pálido. En las axilas de las hojas brotan ramitos de flores, ramificados de manera ahorquillada con una flor en el centro, de color blanco o rosado que se reúnen en una espiga apical, tiene 5 hermosos pétalos y se agrupan hacia la parte superior de los tallos. Al madurar el fruto, se abre en cuatro dientes. Sus raíces, largas y ramificadas, penden del rizoma que es irregular y subterráneo. Su floración es en verano, y su raíz se recolecta en otoño. La polinización la lleva a cabo una mariposa nocturna que, tras chupar el néctar con su larga lengua, pone los huevos dentro de la flor para asegurar el alimento a las larvas cuando éstas surjan de los huevos.

b) *Distribución general*: La saponaria es una planta **originaria de lo**s países ribereños del mar Mediterráneo, aunque también es nativa de Eurasia y está naturalizada en América.

c) *Localización*: Solía cultivarse en nuestro país, y en el Valle de México todavía se encuentran ejemplares cimarrones. Crece a los lados de los caminos y en zonas húmedas próximas a los bosques.

d) *Parte utilizada de la planta*: Rizomas y la planta entera.

e) *Principios activos*: La raíz y el rizoma contienen abundantes saponinas saporrubina, que, por hidrólisis, dan la gipsonina. Las hojas contienen vitaxina y vitamina C.

f) *Propiedades*: Es diurética, colagoga, expectorante, depurativa y detergente, ya que puede usarse en el lavado de la ropa.

g) *Indicaciones*: La saponaria está indicada en casos de bronquitis, tos improductiva, enfisema, asma, para el tratamiento del estreñimiento, discinesia biliar, oliguria, retención urinaria, edemas, amenorrea, artritis, artralgias, gota, enterobiasis. También se usa por vía tópica para el tratamiento de dermatitis, erupciones exantemáticas o amigdalitis. La decocción de los rizomas se usa en el tratamiento de las afecciones respiratorias y en las dermatitis y furunculosis.

h) *Contraindicaciones*: Está contraindicada en pacientes con gastritis y úlceras gastroduodenales; también en el caso de embarazo y lactancia. En uso interno debe emplearse con prudencia, debido al alto contenido en saponinas. Hay que actuar con mucha prudencia en el uso de la saponaria, pues en exceso puede resultar tóxica.

i) *Formas de uso y dosis:* Infusión: Se vierte 1/2 litro de agua hirviendo sobre 50 g de las hojas o la raíz seca; una vez frío, se colocará y se tomará de 1 a 2 cucharadas, 3 o 4 veces al día. Decocción; 15 g/l, hervir dos minutos. Una taza al día, media hora antes de las comidas. Preparar y tomar inmediatamente: en maceración puede ser tóxica.

17. **VERÓNICA** (*Verónica officinalis L.*)

a) *Características*: Se trata de una planta vivaz, de tallo erecto y rastrero que serpentea por la superficie del suelo emitiendo muchas ramas verticales, de forma que cuando se secan unas, siempre quedan otras. Así, una planta de verónica puede vivir muchos años. Las ramas verticales no alcanzan más de 30 cm. Las hojas nacen por parejas, dispuestas alrededor del tallo de forma elíptica, sobre el suelo, y de las ramas verticales. Las flores se agrupan en racimos que brotan al extremo de ramitas axilares, cubriendo prácticamente una rama entera; la corola ostenta un color azul pálido, y origina un fruto capsular y triangular cubierto de vello, al igual que toda la planta. Su sabor es amargo, astringente. Se le conoce también como verónica macho y té de Europa. Con fines medicinales se recogen las sumidades a mano cuando la planta está en plena floración. Las flores deben permanecer en el tallo. Cuando están secas no deben oscurecerse. Desde hace mucho tiempo, en los países del norte de Europa, la infusión de verónica se usa como un sustituto del té por su efecto tonificante natural y ausencia de efectos derivados de la teína y cafeína.

b) ***Distribución general***: Vive en Europa, excepto **en la región del Medi**terráneo, la encuentras hasta los 1000 m de altura, en los matorrales y en los suelos cilicios.

c) *Localización*: Suele crecer en lugares rocosos, bardas y al pie de montañas, en todo el país existe una gran variedad de esta planta en cuanto a su presentación.

d) *Parte utilizada de la planta*: Comúnmente se utilizan las sumidades floridas y las hojas.

e) *Principios activos*: En la verónica encontramos heterósidos iridoideos como el aucubósido, minecósido, veronicósido, verprósido y ladrósido; flavonoides, taninos, manitol, principios amargos, ácidos fenólicos como el caféico, clorogénico; saponósidos triterpénicos; fitosteroles beta-sitosterol; y trazas de aceite esencial.

f) *Propiedades*: Esta planta tiene propiedades expectorantes y digestivas. Combate eczemas y alivia heridas, particularmente aquellas que resultan difíciles de curar.

g) *Indicaciones*: La verónica está indicada en casos de inapetencia, dispepsias hiposecretoras, gastritis, úlceras gastroduodenales, flatulencia, diarreas; también en casos de bronquitis, enfisema y asma. Además es útil para curar heridas, úlceras cutáneas, dermatomicosis, vulvovaginitis, reumatismo y gota.

h) **Contraindicaciones**: El uso de esta planta durante el embarazo o la lactancia debe consultarse con el médico.

i) **Formas de uso y dosis**: Infusión: Introducir en un recipiente 30 g de la planta entera seca o 70 g de la planta fresca con 1 litro de agua recién hervida. Déjala reposar durante 10 minutos y cuélala, puedes agregarle miel de abeja al gusto. Tómate 3 tazas de 250 ml diarias, una en ayunas, otra al mediodía y la última por la noche.

18. EUCALIPTO *(Eucalyptus globulus)*

a) **Características**: Es un árbol de hasta 40 m de altura con una corteza gris plata. Es de gran altura y de crecimiento rápido y presenta hojas lanceoladas, más o menos curvas, glandulosas y con marcado olor; su tronco es recto y largo; tiene copa cónica, flores aromáticas de color púrpura, amarillo o blanco. Es originario de Australia y se introdujo en Europa a finales del siglo pasado con el fin de sanear las regiones pantanosas. En medicina sólo se utilizan las hojas de la especie *globulus* por sus propiedades antisépticas sobre las vías respiratorias. Éstas deben su actividad a la gran riqueza de su aceite esencial en eucaliptol. Puesto que el aceite esencial es extremadamente volátil, es necesario utilizar el polvo total criomolido para conservar sus componentes. Se multiplica por semillas y es relativamente sensible a las sequías prolongadas. Prefiere suelos ligeramente ácidos y frescos, no resiste el frío intenso. Es un árbol maderero y medicinal; sus hojas contienen aceites que destilados se destinan a las industrias químico-farmacéuticas y de confitería. En medicina popular se utilizan las hojas en infusiones y vapores.

b) ***Distribución general***: Procede de Australia y Tasmania. A partir del siglo XVIII se extendió prácticamente por todas las zonas templadas del globo terrestre.

c) *Localización*: Se cultiva en casi todo nuestro país; **principalmente** en Cuernavaca, Toluca, Texcoco, Michoacán, Jalisco e Hidalgo.

d) *Partes utilizadas de la planta*: Hojas y corteza.

e) *Principios activos*: Contiene aldehído citronelal; eucaliptol, los terpenos son el aromadendreno, canfeno, felandreno, fenqueno y pineno; aceite esencial, sustancia mucilaginosa de color amarillo y sales de potasio.

f) *Propiedades*: Es antiséptico, balsámico y sudorífico, por lo que es recomendado en inhalaciones e infusiones para afecciones bronquiales y de garganta; alteraciones nerviosas y cardíacas.

g) *Indicaciones*: Su uso es recomendable en afecciones del aparato respiratorio como faringitis, bronquitis, asma, sinusitis, catarros y gripe; además, es auxiliar en la curación de ulceraciones de la boca y las encías.

h) **Contraindicaciones**: El uso del aceite esencial, está contraindicado en casos de inflamaciones del tracto gastrointestinal, de las vías biliares y en insuficiencia hepática. Durante el embarazo y la lactancia es recomendable que consultes a tu médico.

i) **Formas de uso y dosis**: Decocción: hierve durante tres minutos 10 o más hojas de eucalipto en un litro de agua, cuela el té, endúlzalo con miel o azúcar al gusto y tómate una taza de 250 ml cada 12 horas por las mañanas y por las noches antes de dormir, lo más caliente que puedas. Puedes hacer gargarismos o buches de la infusión de hojas de eucalipto.

Vaporizaciones: pon en una palangana un puñado de hojas y agrégale encima un litro de agua hirviendo; respira los vapores que se desprenden;

para aprovechar mejor el vapor hay que colocar una toalla sobre la cabeza, aspirando sobre la palangana durante unos minutos; enjuágate la cara con agua fría y repite la operación unos cuantos minutos más, de preferencia antes de acostarte a dormir.

De igual forma, puedes hacerte sahumerios, o aplicarte en la espalda o en el pecho cataplasmas o fomentos muy calientes de hojas de eucalipto machacadas.

Puedes hervir las hojas y dejar que se difunda el vapor, pues con el humo se desinfecta el ambiente de tu casa.

19. **DROSERA** (*Drosera rotundifolia L.*)

a) ***Características***: Pertenece a las droseráceas; es una planta rara e insectívora; es atrapamoscas, por lo que es conocida como planta carnívora; es muy pequeña y perenne. Es una planta vivaz, de tallo corto y hojas muy pecioladas en roseta basal abierta sobre el musgo; sus flores son blancas y pequeñas y el fruto es una cápsula alargada; florece entre los meses de junio y agosto. Cuando un insecto aterriza sobre la hoja de una drosera, por su color y aroma, el suceso fatal da inicio. Tratando de escapar de los tentáculos pegajosos, el insecto estimula la producción de más fluido digestivo, en el cual queda moviéndose, sin la posibilidad de volar o de escaparse. Lentamente, los tentáculos próximos lo envuelven y lo sostienen firmemente en el lugar. Las glándulas sobre las partes finales de los tentáculos segregan una enzima digestiva; la drosera, con su extraordinario y poderosos sistema digestivo, suele digerir a su presa en cuestión de horas. Se recogen las sumidades con fines medicinales en plena floración y se dejan secar a la sombra.

b) **Distribución general**: Europa, Asia y Norteamérica (holártica).

c) **Localización**: Crece entre los musgos y en tierras silíceas sin cal, en turberas altas, marjales o pantanos, siempre en suelos ácidos, desde los 1600 hasta 2000 m.

d) *Parte utilizada de la planta*: La planta entera.

e) *Principios activos*: Contiene naftoquinonas (plumbagona), tanino, cardioactivos, ácidos orgánicos, flavonoides y colorante antociánico; glucósidos, mucílagos, saponina y pigmentos.

f) *Propiedades*: Es antiespasmódica, mucolítica, antitusiva, antimicrobiana, antiasmática y rubefaciente.

g) *Indicaciones*: Está indicada en casos de tos espasmódica e irritativa, tosferina, bronquitis, faringitis y arteriosclerosis.

h) *Contraindicaciones*: No hay referencias claras sobre ello pero las personas con problemas nefríticos no deben tomarla por vía oral. Te recomiendo consultar con tu médico si te encuentras embarazada o en periodo de lactancia.

i) *Formas de uso y dosis:* Pon en infusión 15 gramos de flores y hojas secas cortadas en trocitos, en medio litro de agua. Deja reposar el té durante 10 minutos y cuélalo; agrégale una cucharada de miel de abeja, y tómate tres infusiones en taza de 250 ml durante el día entre las comidas. La última toma será antes de acostarte.

Macera durante 15 días 10 gramos de drosera en 100 mililitros de alcohol de 90°, filtra la tintura y envásala. En los niños se administra una gota de la tintura por cada año de edad, los adultos deben ingerir 6 mililitros al día divididos en 3 tomas de 2 mililitros cada una. Debes combinar la tintura con agua endulzada o aromática.

20. **PINO** (*Pinus silvestris L.*)

a) *Características*: Este árbol de hasta 40 metros de altura está compuesto tanto por flores masculinas como femeninas; las primeras están formadas por abundantes estambres y las femeninas reunidas en los llamados conos, a los que debe el nombre de conífera, al madurar forman las piñas. Sus hojas nacen en pares fácilmente desprendibles; con frecuencia se producen torsiones en las hojas por lo que parecen efectivamente estar retorcidas, llegan a medir 7 centímetros de longitud por 1 milímetro de ancho y presentan una coloración verde azulada; las agujas surgen acopladas sobre una pequeña ramita. Las piñas se componen de numerosas escamas sobrepuestas, terminadas en una especie de escudete romboidal, que varía según la especie. Es una especie heliófila que no soporta las heladas fuertes y continuadas. Florece de marzo a mayo; las piñas maduran al tercer año, diseminando los piñones en la primavera del cuarto año. El Pino es el árbol de Acuario, es el árbol de la nueva era y por lo tanto es signo del pensamiento acuariano.

b) **_Distribución general_**: Procede del Mediterráneo occidental.

c) *Localización*: Crece en terrenos descalcifica-
dos, principalmente en los arenosos.

d) *Parte utilizada de la planta*: Se utilizan las
agujas, las yemas y su esencia, que se obtiene por
destilación de las hojas y de las ramas jóvenes; en
ocasiones se utiliza también su alquitrán.

e) *Principios activos*: Las agujas son ricas en
vitamina C y flavonoides con acción antiescorbúti-
ca; tienen pinosilvina derivado del stilbeno y sobre todo aceite esencial rico en pineno, limoneno,
borneol, acetato de bornilo, cadineno, etc. Las yemas poseen glucidos, pinitol, aceite esencial rico
en pineno y limoneno, glucósido del alcohol
coniferílico y pinicrina. El alquitrán o esencia de
trementina posee benzeno, tolueno, xileno, stireno,
naftaleno, reteno, trazas de ácidos fórmico y acé-
tico, ácido abietico y sobre todo fenoles y sus
ésteres pirocatecol, gaiacol, cresol y creosol.

f) *Propiedades*: Es rubefaciente, antiséptico, pa-
rasiticida y balsámico. Excelente antiséptico
pulmonar y urinario, además de ser expectorante,

anticatarral y vermífugo. También posee capacidad de disolver los cálculos biliares.

g) *Indicaciones*: Se usa en casos de bronquitis, catarros y tos; infecciones de vías urinarias como la cistitis y uretritis; reumatismo, cálculos biliares, parásitos intestinales sobre todo contra la tenia.

h) *Contraindicaciones*: No es aconsejable que se tomen tisanas hechas con las hojas y yemas quienes tengan problemas de inflamación de los riñones.

i) *Formas de uso y dosis:* Pon a cocer durante 5 minutos en 1 litro de agua 30 g de yemas secas o 60 g de las frescas. Déjalo enfriar y cuela la infusión; añade 100 g de miel. Toma 3-4 tazas de 250 ml al día, sobre todo, la última al acostarte, y la primera, bien caliente, en ayunas. También se prepara de la siguiente manera: por taza pon a hervir, durante 2 minutos, 200 cm^3 de agua y 6-12 g de yemas secas o frescas; déjalo templar, fíltralo y añade una cucharada de miel. Jarabe: macera duran-

te una semana 12 milímetros de esencia de trementina (resina de pino) y 500 gramos de azúcar
morena en medio litro de agua, agítalo varias veces al día, fíltralo y envásalo nuevamente.

21. **MALVAVISCO** (*Althaea officinalis L.*)

a) ***Características***: Esta especie se diferencia de
la **malva en que** posee doble cáliz. Los tallos mi-
den hasta un metro de altura y se encuentran cubiertos de abundante vello al igual que las hojas,
lo que les da un color blanquecino. Las flores son
ligeramente rosas o casi blancas; sus frutos, ubicados en torno al eje de la flor, están cubiertos por
una abundante pelusilla. Las flores brotan entre
junio y septiembre, y justo en ese momento debe
efectuarse su recolección; debe ser antes de que
abra y la operación se realiza de madrugada y con
tiempo estable; después se dejan secar a la sombra en un lugar bien aireado. Las hojas se recogen

normalmente después de la floración, en otoño, aunque pueden recolectarse progresivamente a medida que la floración avanza. Las raíces se recogen a finales de otoño y deben ser peladas eliminando la corteza y fibras para que queden blancas, se dejan secar a menos de 40° C y a continuación se cortan en cuadritos para su almacenamiento. El nombre científico de esta planta es *althaea*, que es una palabra griega que significa "con propiedades medicinales", mientras que *officinalis* se refiere a cualquier planta usada en medicina.

b) ***Distribución general***: Procede de las regiones mediterráneas y crece silvestre en una amplia zona que abarca desde Europa occidental hasta Siberia.

c) ***Localización***: Se encuentra a orillas de las aguas y en lugares húmedos.

d) ***Parte utilizada de la planta***: Hojas, raíces y flores.

e) *Principios activos*: Las raíces contienen mucílagos, galacturonorramnanas, arabino, glucano y arabinagalactanas; pectina, asparagina, betaína, lecitina, fitosteroles, taninos y trazas de aceite esencial. Las flores, mucílago, trazas de aceite esencial y flavonoides. Las hojas, mucílagos, almidón y trazas de aceite esencial.

f) *Propiedades*: Es antiinflamatorio demulcente, béquico, expectorante y laxante. Ayuda a madurar rápidamente los abscesos de todo tipo, expulsa las mucosidades de las vías respiratorias, da excelentes resultados contra la tos y las hemorroides, favorece las funciones digestivas.

g) *Indicaciones*: El malvavisco se usa para casos de gripe, resfriados, faringitis, laringitis, bronquitis, enfisema, asma, estomatitis, gastritis, úlcera gastroduodenal, síndrome del intestino irritable, estreñimiento, diarreas. Por su acción demulcente, está indicado su uso tópico en quemaduras, abscesos, forúnculos, gingivitis y faringitis.

h) *Contraindicaciones*: Esta planta está contraindicada en casos de obstrucción esofágica,
oclusión intestinal, íleo espástico, íleo paralítico, obstrucción intestinal, estenosis gastrointestinal, dolor
abdominal de origen desconocido, apendicitis,
impactación fecal ya que el malvavisco podría in-
ducir la aparición de una obstrucción intestinal si
la ingesta de agua no es adecuada. En el caso de
padecer diabetes, el malvavisco debe usarse con
precaución en pacientes debido a que puede producir una hipoglucemia, por lo que deberías consultarlo con tu médico. Tampoco se recomienda
su uso en casos de embarazo o lactancia. No se
han descrito reacciones adversas a las dosis terapéuticas recomendadas.

i) *Formas de uso y dosis*: Infusión: 25 gramos
de malvavisco por cada litro de agua; hierve durante 10 minutos y deja reposar 20 minutos; tómate 250 ml cada 8 horas al día. Te recomiendo el
cocimiento de 35 gramos de malvavisco, 25 gramos de hojas de melisa, 25 gramos de hiedra terrestre, 10 gramos de hojas de naranjo, y 5 hojas

de amapola, todas cortadas en pedacitos en litro y medio de agua.

22. **AMAPOLA** (*Papaver rhoeas L.*)

a) ***Características***: De la familia de las papaveráceas, esta planta anual es herbácea erizada de pelos rígidos, erguida con hojas en disposición alterna y divididas más o menos profundamente. Por la figura de las hojas es una planta que varía notablemente, la mayoría de las veces están divididas en gajos profundos que pueden llegar hasta la vena en medio de ellas. Tanto el tallo, de 1 a 3 palmos de altura, como las hojas y el cabillo que sostiene la flor, es muy largo y levantado, tienen numerosos pelos blancos. Las flores son de color rojo escarlata, grandes, sostenidas en grandes pedúnculos y están dispuestas de manera solitaria en el extremo del tallo. La corola sólo tiene cuatro pétalos, manchados de negro hacia las uñas o de color uniforme. Es una planta muy conocida, típica de todos los sembradíos, de flores rojas delicadas, como de terciopelo. Se recomienda recogerla al principio del verano, mientras la planta está en plena floración. Conviene secarla rápidamente, incluso en ocasiones es necesario hacerlo con calor artificial. Posee propiedades tintoriales, por lo que se emplea para dar color al vino, a ciertas medicinas y para teñir lanas. Las semillas se utilizan para dar sabor a ensaladas de frutas, pays de manzana, panes y pastas de verduras.

b) *Distribución general*: Esta planta proviene del Oriente; actualmente se encuentra difundida en todo el país.

c) *Localización*: Se desarrolla en los campos de cereales, alternando sus flores rojas con las espigas de éstos. También crece junto a los caminos, en los **márgenes de los campos s**embrados.

d) *Parte utilizada de la planta*: Pétalos, flores, tallos y semillas.

e) *Principios activos*: Contiene entre sus componentes activos **glucós**idos como la antocianina, cuya genina es la cianidina, que es la que da el color a los pétalos; alcaloides entre ellos readina y reagenina, además de mucílago y ácido papavérico.

f) *Propiedades*: Es emoliente, sedante, somnífero y **calmante** de la tos.

g) *Indicaciones*: Se utiliza tradicionalmente para el tratamiento de la bronquitis, tos improductiva, ansiedad, nerviosismo e insomnio.

h) *Contraindicaciones*: Está contraindicada en el embarazo y la lactancia, cuando se vayan a tomar dosis concentradas deberá hacerse bajo control médico.

i) *Formas de uso y dosis*: Pon en un recipiente 10 g de flores secas o 20 g de flores frescas en medio litro de agua hirviendo; a los 10 minutos retira el cocimiento del fuego y déjalo reposar durante 15 minutos, después fíltralo y agrégale 5 cucharadas de miel de abeja; tómate toda la tisana en un mismo día, repartiéndola en 3 dosis, una en ayunas, otra al mediodía o por la tarde y la otra por la noche, antes de dormir. Cuando la tos se repite y se irrita la garganta, la infusión debe tomarse poco a poco a sorbos durante el día.

23. TUSILAGO (*tussilago farfara*)

a) **Características**: Planta adventicia perenne que alcanza de 10 a 20 cm de altura, de rizoma subterráneo muy ramificado del que brotan tallos. Es una planta vivaz, de tallos carnosos, escamosos, algodonales, provistos de unas escamas de color pardo; las flores, de color amarillo, se desarrollan antes de que aparezcan las hojas; éstas son lobuladas, algo dentadas, grandes y codiformes. Los frutos son aquenios y portan unos filamentos que facilitan la dispersión por el viento. Se les conoce también con los nombres de fárfara y pie de caballo. Con fines medicinales se recogen las flores al inicio de la primavera. Más tarde, pueden recogerse también las hojas. El vocablo latino *tussis* significa tos y *agere* ahuyentar, por lo que podemos decir que el tusilago ahuyenta la tos. Más aún, nuestra planta se denominaba en griego *becltion* que se pronuncia "bequíon", y como combate la tos, en la lengua castellana ha creado esta acepción y denomina "béquico" cualquier compuesto que actúe contra la tos.

b) **Distribución general**: Es común encontrarla en el centro de Europa, aunque llega hasta las montañas del sur del continente Europeo.

c) **Localización**: El tusilago crece en terrenos arcillosos o calcáreos pero húmedos, junto a los ríos y lagos, o en los recodos de los caminos donde se acumula el agua de la lluvia, en los valles y en lo alto de las montañas, puede crecer hasta los 2500 metros sobre el nivel del mar.

d) **Parte utilizada de la planta:** Hojas y flores.

e) **Principios activos**: Las flores contienen mucílago y alcoholes terpénicos. Las hojas llevan también mucílago, así como inulina, materias minerales, un poco de tanino y principios amargos. En las hojas jóvenes se halla una pequeña cantidad de alcaloides pirrolizidínicos, que son hepatotóxicos. Las raíces también llevan bastante mucílago.

f) *Propiedades*: El tusilago es mucilaginoso y expectorante, aunque también es diurético, astringente y reconstituyente. Las hojas frescas de esta planta tienen propiedades antiinflamatorias cuando se aplican en forma de cataplasma.

g) *Indicaciones*: El tusilago está indicado en los casos de tos irritativa crónica, catarros, bronquitis, traqueitis, faringitis, laringitis, enfisema pulmonar y silicosis.

h) *Contraindicaciones*: Está contraindicado en las personas que padezcan hepatitis, cirrosis o insuficiencia hepática, así como en el embarazo y la lactancia. No se deben tomar por vía oral las infusiones o decocciones preparadas con las hojas jóvenes.

i) *Formas de uso y dosis*: Infusión: pon a hervir en un recipiente 125 mililitros de agua; al mismo tiempo prepara en una taza 4 gramos de hojas frescas limpias y picadas, o 1.5 gramos de hojas desecadas picadas. Una vez que hierve el agua, se vierte sobre la taza donde tienes las hojas en la proporción indicada. Tapa la taza y deja reposar la infusión por 5 minutos, finalmente se filtra y le puedes añadir una cucharada de miel o de azúcar. Este preparado debes tomarlo muy caliente, y tres veces al día, distribuidos de la siguiente forma: uno por la mañana, otro a mediodía y otro por la noche, antes de acostarte.

24. **RAÍZ DE LOTO** (*Nelumbo nucifera Gaertn*)

a) ***Características***: Planta de agua perenne, nativa de los trópicos asiáticos, el loto pertenece al género *Nelumbo* de la familia Lirio de Agua. Su raíz crece en lodazales y lanza hacia arriba, por encima de la superficie del agua, sus hojas circulares de largo tallo similares a un escudo de aproximadamente 50 centímetros de diámetro. Se consideraba antiguamente de la familia del Lirio de Laguna (*Nenuphar*), el loto es ahora un género aparte clasificado en dos especies, el Loto del Sur de Asia (*Nelumbo nucifera*) y el Loto Americano (*Nelumbo lutea*), dependiendo de su ubicación geográfica. Los egipcios la utilizaban como antitusígeno en decocción y después como sedante general y tonificante de la función cardiorrespiratoria, así como mucolítico.

b) ***Distribución general***: Es originaria de Asia tropical y África boreal.

c) ***Localización***: El loto es una planta acuática. Actualmente, varias especies de la familia *Nymphaeaceae* son cultivadas en jardines botánicos para su estudio científico; otras se cultivan en viveros para su uso ornamental y algunas simplemente crecen silvestremente en las selvas húmedas del neotrópico.

d) ***Parte utilizada de la planta***: Las hojas y la raíz.

e) ***Principios activos***: La raíz contiene los siguientes alcaloides: nuciferina, romerina, O-

nornuciferina, anonaina, lirodenina, dihidronuci-
ferina, pronuciferina, anneparina, N-metilcoclaurina
y N-metilisococlaurina. Las hojas los alcaloides,
liensinina, isoliensinina, neferina, lotusina,
metilcoripallina y dimetilcoclaurina. Tanto la raíz
como las flores contienen glucósidos y algunas
enzimas proteolíticas.

f) *Propiedades*: Es un estimulante general y sobre todo del sistema de defensa del organismo; es
tranquilizante, antibacteriana y astringente, además es antiinflamatoria de las mucosas, antitusí-
gena, actúa sobre el centro de control de la tos; es
mucolítica, expectorante y normalizadora de la
función cardiorrespiratoria, también es reequili-
brante del sistema nervioso vegetativo, por lo que
produce una relajación de la musculatura lisa y
actúa como antiespasmódico e hipotensor.

g) *Indicaciones*: La raíz de loto es útil para casos
de bronquitis, tos seca e irritativa, faringitis, insomnio, nerviosismo e hipertensión.

h) **Contraindicaciones**: Consulta a tu médico principalmente si te encuentras embarazada o en periodo de lactancia.

i) **Formas de uso y dosis**: Infusión: se prepara hirviendo la raíz cortada en pequeños cuadritos a razón de 50 gramos por litro de agua, se deja hervir por 10 minutos y se deja reposar durante otros 10 minutos. Puedes endulzar con miel de abeja y tómate una taza de 250 ml cada 12 horas, por la mañana y antes de dormir.

25. **HINOJO** (*Foeniculum vulgare Miller*)

a) **Características**: Se le conoce también con el nombre de hierba santa. Es una planta vivaz que forma un rosetón de hojas largas y filiformes a ras de suelo, en cuyo centro se desarrolla un tallo erguido y ramificado que puede alcanzar hasta dos metros de altura, verde, con pocas hojas, dispuestas a su alrededor en forma de vaina, pero en tal forma que, cuanto más arriba, mayor es la vaina que abraza el tallo y apenas si queda un trocito de hoja separada del tallo. Los tallos terminan en abundantes agrupaciones de flores en forma de paraguas de color amarillo. El fruto, de color gris oscuro, casi negro, tiene un olor agradable, al igual que toda la planta, a anís. Las hojas y sumidades florales deben recogerse en verano; los frutos se cosechan antes de que maduren completamente y las raíces en otoño. Deberán secarse a la sombra y guardarse en un recipiente de vidrio bien cerrado. Las raíces se secarán al sol y se conservarán en saquitos de tela.

b) ***Distribución general***: Fue utilizada en el antiguo Egipto y la conocieron los pueblos mediterráneos gracias a los griegos. Durante la Edad Media la conocieron los españoles, quienes más tarde la llevaron a América, donde se ha aclimatado y crece en estado salvaje.

c) ***Localización***: Al borde de los caminos, campos **sin cultivar** y zonas cercanas a la costa.

d) *Parte utilizada de la planta:* Los frutos, llamados vulgarmente semillas, también la raíz y las hojas.

e) *Principios activos*: Aceite esencial aproximadamente un 5%, formado de anetol, fenchona, terpenos; aceite graso, almidón, azúcar; esencia de hinojo, sales minerales, ácido anisínico, vitaminas A, B y C, proteínas, aldehído anisínico, metil cavicol y anol-p-propenilfenol.

f) *Propiedades*: Expectorante, antiséptica, espasmolítica y carminativa. Facilita la digestión, combate la serofagia, los trastornos intestinales, la tos, los malestares del vientre; es magnífico contra la inflamación renal, reduce la obesidad, cura infecciones oculares, y aumenta la secreción de leche en mujeres que están amamantando. Tiene las mismas propiedades que el anís.

g) *Indicaciones*: Muy bueno para catarros, enfermedades de la garganta y de los bronquios, en el asma y la tosferina. En las digestiones débiles, cólicos y gases, especialmente en los niños. Activa la producción de leche en las madres.

h) **Contraindicaciones**: No debe utilizarse durante el embarazo y en recién nacidos.

i) **Formas de uso y dosis**: En té, hierve un puñito de raíz en 250 ml de agua por diez a quince minutos, manteniendo el cazo cubierto durante el proceso. Enfríalo, filtra, endúlzalo con miel y bebe tres tazas por día. Como tinte, 2-4 ml se pueden tomar tres veces por día.

Machaca hierba fresca de hinojo y exprime el jugo, mézclalo con la misma cantidad de miel, déjalo reposar durante 30 minutos y tómate una cucharada del jarabe tres veces al día, mañanas, tarde y noche.

26. **SALVIA** (*Salvia officinalis L.*)

a) **Características**: Su nombre proviene del latín *salvare*, en alusión a las propiedades que se le atribuían a esta planta. El nombre *officinalis* indica que se trata de una especie que tiene utilidad medicinal. Es un pequeño arbusto vivaz y de base leñosa, que puede alcanzar una altura de 20 a 60 centímetros con numerosas ramas, salientes y tomentosas. Sus hojas son de diferentes formas, opuestas, enteras, gruesas, rugosas, de color verde grisáceo en el haz y más claro en el envés, recubiertas por un espeso vello corto blanco, sobre todo en esta última; las situadas en la parte inferior de la planta son largamente pecioladas y de limbo oblongo-lanceolado, más o menos cordiforme en la base; las superiores son sésiles y agudas y de tamaño más pequeño, cada una se sostiene por un cabillo largo. Flores con pedicelo breve, dispuestas en espiguillas terminales en número de 2, 4 y rara vez en 6, 10 verticilos, de color azulado, violáceo, a veces blanco o rosáceo. Fruto, aquenio ovoide. Para usos medicinales se recolectan las hojas de los brotes jóvenes, junto con éstos. Se realiza al inicio de la floración o poco antes, y siempre con tiempo seco y soleado. Se ponen a secar a la sombra y con buena corriente de aire, o bien en un secadero a una temperatura máxima de 35º C. Se pueden realizar dos cosechas por año. Las partes secas se almacenan en recipientes herméticos o en sobres cerrados, resguardados de la humedad. No se conservan más allá de tres años pues algunas sustancias como los taninos y esencias se debilitan.

b) ***Distribución general***: Europa desde España hasta los Balcanes. Crece en zonas templadas de todo el mundo, por su extenso cultivo en jardines.

c) ***Localización***: Crece en laderas y collados de las **montañas** calcáreas y en las llanuras áridas.

d) ***Parte utilizada de la planta***: Las hojas y las sumidades floridas desecadas.

e) ***Principios activos***: Contiene ácido ursólico de 1 a 2%, flavonoides, glucósidos de la luteolina y de la apigenina; ácidos rosmarínico de 2 a 3%, caféico y clorogénico; principio amargo 0.40%. La esencia está en toda la planta, pero especialmente en hojas y flores. En su composición química encontramos thuyona, también denominada salviol de 5 a 35%, terpenos, pineno, cineol, borneol y ésteres.

f) **Propiedades**: Se le reconocen propiedades cordiales, tónicas, estimulantes, diuréticas, antiespasmódicas y reguladoras de las funciones menstruales.

g) **Indicaciones**: La salvia es antisudorífica, tónica, estomacal, excelente para afecciones gástricas e intestinales, antidiarreica, cordial, diurética, astringente, antiséptica, antiinflamatoria de vías respiratorias altas, bronquitis, asma; es antiespasmódica por lo que regula las funciones menstruales, afecciones de boca y garganta, ronquera; para usos tópicos, se usa para curar llagas, úlceras y dermatosis.

h) **Contraindicaciones**: No debe tomarse durante **el embarazo y la lactancia**, ni en enfermos de epilepsia, insuficiencia renal y quienes sigan tratamiento farmacológico con estrógenos.

i) *Formas de uso y dosis*: Infusión: se agrega una cucharada de la planta por cada 250 mililitros de agua; la pones a hervir, la cuelas y la endulzas con miel de abeja. Debes tomar 3 tazas al día. La misma infusión sin miel la puedes utilizar para hacer gargarismos.

27. **BORRAJA** (*Borago officinalis L.*)

a) *Características*: Esta especie pertenece a la familia de las borragináceas, también es conocida como borraje. Mide de 14 a 80 centímetros de altura, tiene pelos puntiagudos, tallo hueco, velludo, espeso y ramificado. Cuando se rompe segrega un líquido blancuzco. Sus hojas, alternas, son gruesas y arrugadas. Posee flores azules, de cinco pétalos en estrella que se abren de abril a septiembre. Sus estambres son negruzcos; presenta frutos marrones cubiertos de pequeños tubérculos. Se recolectan las flores y las sumidades floridas, en día seco y despejado y cuando la planta no tiene rocío. Esta recolección hay que realizarla a mano, con guantes y cortando la parte superior del tallo para que broten nuevas ramas. Las flores deben secarse rápidamente en capas finas, primero al sol y después en lugar sombrío y ventilado, o en un secadero a una temperatura máxima de 40º C. Se decía hace tiempo que la infusión de flores de borraja era una excelente estimulante del corazón, pero eso está muy lejos de la realidad, de ahí la frase que se aplica a un proyecto o acuerdo que no ha tenido el éxito esperado: "Terminó como agua de borrajas".

b) ***Distribución general***: Es originaria del noroeste de África, de donde pasó a Europa, especialmente en la cuenca del mar Mediterráneo, por medio del comercio de los árabes.

c) ***Localización***: Se encuentra en Libia, Egipto, Alejandría y en las regiones templadas de América del Norte. Crece en Chihuahua, Guatemala, Querétaro y Monterrey, generalmente en caminos abandonados, junto a las carreteras o en tierras húmedas.

d) *Parte utilizada de la planta:* Sumidades floridas, flores, hojas y el aceite de las semillas.

e) *Principios activos*: Contiene calcio, potasio, vitaminas A, B, y C; mucílago y ácido fosfórico.

f) *Propiedades*: Es sudorífica, por lo que es particularmente útil para ayudar a combatir afecciones de las vías respiratorias; es diurética, antiinflamatoria de las vías urinarias y erupciones e inflamaciones cutáneas; ayuda en estados y trastornos nerviosos.

g) *Indicaciones*: La borraja está indicada para combatir casos de tos, anginas, bronquitis y resfriado; flatulencias, cistitis, retención de orina, fiebre y urticaria.

h) *Contraindicaciones*: La borraja está contraindicada en casos de neoplasias, embarazo y hepatopatías. Hay que ser prudente en su uso, tomando las dosis recomendadas y tratamientos discontinuos.

i) ***Formas de uso y dosis:*** Se realiza una decocción de una onza de flores secas por cada litro de agua, se deja hervir por 30 minutos, se filtra, se endulza con miel de abeja y se le agrega el jugo de dos limones. Tómatelo muy caliente, a razón de 4 tazas pequeñas al día.

28. **EQUINACEA** (*Echinacea angustifolia*)

a) ***Características***: Es una hierba perenne de unos 45 **cm de altura**. El corte del rizoma deja ver una corteza fina y un interior amarillento con manchas negras. La planta posee hojas opuestas o alternas, largas, lanceoladas, de margen entero y superficie rugosa. Sus capítulos florales son grandes y solitarios y crecen en los extremos de los tallos. Las flores son de color violeta a púrpura, dependiendo de la especie. Es una de las plantas medicinales más demandadas y utilizadas hoy en día, conocida por su nombre genérico en latín a falta de un nombre españolizado debido a que su uso tradicional se ubicaba principalmente en el área geográfica que corresponde al oeste medio y norte de lo que son hoy los Estados Unidos de Norteamérica. Esta planta es bien conocida por su capacidad para estimular el sistema de la respuesta inmune no específica, y da buenos resultados en infecciones en general. Existe un sólido y extenso cuerpo de evidencia científica que demuestra que la equinacea ayuda al cuerpo a combatir una amplia gama de afecciones bacterianas, virales, por hongos o levaduras. De hecho, la equinacea es el inmunoestimulante vegetal más estudiado y más ampliamente utilizado en Europa.

b) *Distribución general*: Estados Unidos, sobre todo en los estados más occidentales, entre Illinois y Nebraska aunque también se extiende hacia el sur hasta Missouri, Lousiana, Oklahoma, Kansas, Florida y Texas. También crece en México.

c) *Localización*: Se localiza en llanuras, praderas, bancos de arena, colinas secas y calcáreas.

d) *Parte utilizada de la planta*: Las raíces, el rizoma y también la planta entera.

e) **Principios activos**: Polisacáridos heterogéneos, aceite esencial (0.08-0.32%); monoterpenos como borneol, acetato de bornilo, alfa y beta-pinenos, beta-farneseno; sesquiterpenos como el humuleno, cariofileno; lactonas sesquiterpénicas como germacranol; ácidos fenólicos derivados del ácido cinámico; ácido ferúlico, achicórico, clorogénico, isoclorogénico, caféico, caftárico, dicafeilquínico, ésteres como verbascósido; flavonoides, rutina, quercitrina, kenferol, poliínos, isobutilamidas, alcaloides pirrolizidínicos, tusilagina e isotusilagina.

f) **Propiedades**: Es inmunoestimulante, antiinflamatorio y cicatrizante.

g) **Indicaciones**: Se usa en casos de profilaxis y tratamiento de la gripe, resfriado común, faringitis, rinitis, sinusitis, y bronquitis; en quemaduras, heridas purulentas, acné, inflamaciones, úlceras en la piel, abscesos dentarios.

h) **Contraindicaciones**: No se recomienda su uso en casos de hipersensibilidad a la planta, tuberculosis, enfermedades autoinmunes como leucosis, colagenosis, esclerosis múltiple, SIDA, etc. No debes prolongar el uso de esta planta por más de 8 semanas pues es necesario tener intervalos con iguales periodos de descanso.

i) *Formas de uso y dosis*: Hierve a fuego lento por **10 minutos una cucharada** de la hierba, endúlzala con miel, y tómate 2 tazas de 250 ml al día.

29. **HIEDRA TERRESTRE** (*Glechoma hederacea*)

a) *Características*: Es una hierba vivaz que se desparrama sobre el suelo; sus tallos son rastreros y arraigantes; las ramas que van a desarrollar flor se espinan y crecen hasta 20 centímetros de altura; las hojas deben colocarse frente a frente. La hiedra terrestre es una planta pequeña, muy común, con ramas floríferas erguidas y pequeñas hojas cordiformes. Las flores tienen un cáliz tubuloso con 15 nerviaciones y una corola bilabiada de color violeta. Para fines medicinales, se recoge la hierba con flor, sin raíces y se seca en secadero a una temperatura no superior a los 35° C.

b) *Distribución general*: Se encuentra comúnmente en Cataluña, en el País Vasco, Galicia, Segovia y Portugal.

c) *Localización*: Se cría en bosques y arboledas de especies frondosas. En Cataluña, en el País Vasco, Galicia, Segovia y Portugal.

d) *Parte utilizada de la planta:* Las sumidades floridas.

e) *Principios activos*: Contiene un principio amargo, la marrubina, que es una lactona diterpénica semejante a la del marrubio, pero en menor cantidad. También posee trazas de aceite esencial, colina, taninos y ácidos-fenoles caféico y clorogénico.

f) *Propiedades*: Es expectorante, antitusivo y antiasmática; antiséptico, antiespasmódico y sudorífico; también se utiliza para estimular el apetito y para mejorar el funcionamiento metabólico.

g) *Indicaciones*: Se usa en casos de gripe, resfriados, faringitis, bronquitis, asma, colitis, heridas y forúnculos. Popularmente se utiliza como sedante, antidiarreico y contra las infecciones urinarias.

h) *Contraindicaciones*: Gastritis y úlcera gastroduodenal.

i) *Formas de uso y dosis*: Tómate el cocimiento de 30 a 50 gramos de los ramillos frescos, y al natural de 40 a 80 gramos de la planta mezclados con jugo y azúcar en partes iguales. Machaca 500 gramos de hojas frescas de hiedra; si es necesario, agrégale un poco de agua para que se forme una masa blanca muy tenue, añádele 900 gramos de azúcar muy blanca, mueve la masa con fuerza, mézclala perfectamente y guárdala. Tómate 10 ml de la mezcla cada 8 horas.

Todos estos recursos fitoterapéuticos, que seguramente te van a ser de gran utilidad, pueden combinarse para aprovechar las propiedades e indicaciones de cada una de ellas, y obtener mejores resultados. Es muy importan-

te que consultes con un médico especialista en terapia her-
bal las combinaciones adecuadas para tu caso, para evitar un mal uso de estas extraordinarias plantas y garan-
tizar el éxito de tu tratamiento, así como evitar que
interaccionen de manera incorrecta los componentes de las
plantas mezcladas.

Con la finalidad de que logres mejores resultados en
el control de tu padecimiento, voy a mencionar algunas
de las combinaciones que me han dado excelentes resultados en la práctica diaria con mis pacientes; estas mez-
clas de tés además son muy agradables al gusto.

• Haz una mezcla a partes iguales con flores de gordolobo, malvavisco, tusilago, violeta, amapola y
pie de gato, y hierve todo en un litro de agua. Fíltralo y toma 3 o 4 tazas diarias.

• Para bronquitis con tos seca; hierve 20 hojas de
eucalipto, 10 gramos de canela y 30 flores de bugambilia morada en medio litro de agua; entibia el
té y endúlzalo con una cucharada de miel de abeja; tómate una taza antes de dormir.

• Pulmonaria, manzanilla y malvavisco en infusión, endulzada con miel de abeja; tómate una taza de 250 mililitros cada 8 horas.

• Tisana para la tos convulsiva. A una taza de agua hirviendo se añaden en partes iguales flores de serpol y tilo. Después de 10 minutos, fíltrala, endúlzala con miel y tómate una cucharada cada dos horas, hasta obtener mejoría.

• Té descongestionante y expectorante. Agrega a un litro de agua 5 flores de bugambilia, 5 hojas de eucalipto, 30 gramos de gordolobo, 3 hojas de dólar (*Eucalyptus gunni*), y pon a hervir por 15 minutos; filtra el té, agrégale el jugo de 2 limones y endúlzalo con miel de abeja. Tómate una taza de 250 mililitros lo más caliente que puedas, antes de dormir.

• Infusión para bronquitis crónica: salvia, bardana, tilo, verónica, marrubio, tusilago, eucalipto, borraja, tomillo y flor de malva. Haz una mezcla con estas plantas y agrega una cucharadita por taza de agua; deja reposar la infusión durante 5 minutos, cuélala y bebe tres tazas al día antes de las comidas.

La construcción del carácter equivale a la construcción de hábitos, y el cambio de carácter es el cambio de hábitos. El hábito vive casi exclusivamente en tu subconsciente, pero se creó en tu consciente; de hecho, la gradual educación de la mente y la formación de un carácter positivo, vence viejos hábitos negativos, aunque estén muy arraigados, y forma nuevos hábitos positivos. Tus hábitos de alimentación son la base de tu salud, destruye los negativos y construye nuevos hábitos, aprovecha la fuente de vida y salud que nos ofrece el mundo natural.

Frutoterapia

Se conoce como jugoterapia (terapia de jugos de frutas y verduras) al método que, bien llevado, no provoca efectos secundarios, y cura una amplia gama de enfermedades originadas por deficiencias alimenticias.

La alimentación sana y natural nos proporciona bienestar y salud, mantiene nuestro cuerpo sano y equilibrado o lo restablece si se encuentra enfermo por ejemplo de bronquitis aguda; en el caso de la bronquitis crónica, es uno de los apoyos principales para controlarla y en ocasiones para mejorar de manera evidente la función del sistema respiratorio.

Una forma de lograr una alimentación sana consiste en consumir frutas y verduras en lo que se define como una terapia general coadyuvante de otras terapias.

La administración de jugos que no tienen efectos secundarios y que son de rápida y fácil asimilación hacen de la jugoterapia una gran ayuda para tratar las enfermedades respiratorias, pues proporciona al organismo los elementos que son necesarios para complementar el tratamiento de la enfermedad. La jugoterapia tiene una acción alimenticia, revitalizadora, energética, algunas veces plástica, enzimática, química, y constituye un mecanismo de arrastre y eliminación de las sustancias que no son buenas para el organismo.

En la actualidad es posible preparar las bebidas a base de frutas y verduras en la licuadora o en el extractor, separando sus componentes, lo que hace que su digestión y asimilación sea más fácil, rápida y que no se mantenga mucho tiempo en el estómago e intestino para no provocar alteraciones digestivas, fermentaciones o la producción de sustancias tóxicas.

La variedad de los jugos o bebidas es importante para lograr el equilibrio. Las temporadas de preparación o preventivas de enfermedades son la primavera y el otoño; durante estas dos estaciones en necesario ingerir los alimentos que la naturaleza nos brinda para preparar el cuerpo para los cambios climáticos del verano y del invierno respectivamente, los cuales suelen ocasionarnos enfermedades como la gripe o catarro, la bronquitis, las neumonías en el invierno, o las infecciones intestinales, alergias y deshidratación en el verano.

Todos los jugos y jarabes elaborados a partir de las frutas indicadas en enfermedades broncorrespiratorias deben tomarse en ayunas o entre comidas, una hora antes del desayuno o de dos a tres horas después de la comida pero nunca junto con los alimentos. En casos especiales de tratamiento la recomendación estará a cargo del médico.

Los jarabes elaborados con frutas también son un excelente apoyo para el tratamiento de las enfermedades broncorrespiratorias; éstos también deben tomarse en ayunas o entre comidas, nunca con los alimentos; lo ideal es una hora antes de comer o una hora y media después. Para prepararlos se deben utilizar recipientes de barro, ya que los metálicos pueden formar sustancias nocivas para la salud al entrar en contacto con los ácidos de las frutas. Te recomiendo conservar el jarabe en un recipiente de vidrio, a temperatura ambiente, en la sombra y al resguardo de la humedad.

Las siguientes combinaciones de frutas y verduras para elaborar jugos y jarabes te darán excelentes resultados, pero será necesario que sigas las recomendaciones que te he dado y que seas disciplinado en el cumplimiento de las dosis:

JUGOS

Estas fórmulas se pueden ir alternando y beber un jugo fresco por la mañana, otro al mediodía y otro por la noche.

1. 250 ml de jugo de zanahoria, 150 ml de apio y 100 ml de rábano.

2. 350 ml de jugo de zanahoria o de naranja licuado con 3 guayabas.

3. 350 ml de jugo de naranja con 225 ml de jugo de mango. Se toma sin colar.

4. 150 ml de jugo de zanahoria; 150 ml de jugo de berros; 75 ml de perejil y 100 ml de papa.

5. 350 ml de jugo de zanahoria con un tercio de nabo y 3 ramas de berros.

6. 225 ml de jugo de lechuga con 350 ml de jugo de apio.

7. 200 ml de jugo de naranja sin colar con 250 ml de jugo de toronja y guayaba.

8. 550 ml de toronja.

9. 150 ml de jugo de limón licuado con cáscara y 250 ml de jugo de naranja sin colar.

10. 350 ml de zanahoria y 225 ml de espinaca.

11. 275 ml de zanahoria y 275 ml de apio.

12. 350 ml de lechuga con 225 ml de papa.

13. Zanahoria y diente de león.

14. Rábano y limón.

15. Zanahoria, betabel y pepino.

16. 375 ml de zanahoria con 200 ml de rábano.

17. 100 g de rábanos picantes (rallado), 100 ml de limón y 350 ml de agua.

18. 275 ml de cebolla al día.

19. 25 ml de ajo al día.

Prueba cada una de las combinaciones durante una semana completa. Si encuentras una o varias que te hacen sentir mejor, mantenlas todo el tiempo que requieras, sólo procura incluir siempre el no. 19, además del jugo de tu elección.

Para expulsar la mucosidad, tómate todos los días, al menos durante dos meses:

1. 100 ml de limón, por las mañanas.

2. El zumo de 2 limones en 350 ml de agua y 275 ml de cebolla o 275 ml de nabos, a medio día.

3. 100 g de rábanos picantes (rallados), por las noches

Evita las atmósferas de fumadores. Es importante que sepas que al hacer toda esta movilización de toxinas, es posible que los primeros días experimentes muchas molestias ya que las flemas empezarán a salir de tu cuerpo. Esto es natural y forma parte del proceso de descongestión.

JARABES Y TÉS

1. Jarabe de manzana. Hierve las manzanas en un poco de agua, después de lavarlas; exprímelas y cuélalas, y vuelve a cocer el jugo agregándole azúcar morena o miel de abeja, hasta obtener la consistencia del jarabe. Tómate dos cucharadas cada dos horas.

2. Jarabe de piña. Sigue el mismo procedimiento del jarabe anterior y tómate tres cucharadas cada dos horas.

3. Endulza con miel una papaya madura y hornéala. Exprime el jugo y prepara con él un jarabe, que deberás tomar a razón de 2 cucharadas cada 6 horas.

4. Abre un coco de cubierta fibrosa, añade miel de abeja y pon al fuego hasta que se forme un jarabe. Toma una cucharada cada dos horas.

5. Jarabe de limón. Pon dos limones enteros en un cazo, cúbrelos con agua y caliéntalos a fuego lento

sin dejar que hiervan. Exprime los limones y mezcla el jugo con tres cucharaditas de glicerina y 250 gramos de miel. Toma una cucharadita por las noches; si durante el transcurso de la noche sufres un ataque de tos, toma otra cucharadita; también puedes tomarlo al despertar.

6. Calienta un sartén a fuego lento y coloca en el fondo rebanadas de pulpa de mango; añade dos cucharadas de miel de abeja y sigue cocinando a fuego lento. Hay que poner mucha atención para evitar que el jarabe que suelta el mango se consuma o se pegue; se recomienda consumir el jarabe inmediatamente después de prepararlo, una vez al día. Una vez extraído el jarabe, la pulpa se puede comer cuando se haya entibiado.

7. Prepara un té con el cocimiento de rabillos de cereza; endúlzalo con miel de abeja y toma una taza de 250 ml cada 8 horas.

8. Hierve una taza de agua con 100 gramos de uva pasa y un puñado de hojas y flores de borraja y

tilo; deja hervir la mezcla por 5 minutos, cuela el té y endúlzalo con miel de abeja. Toma 250 ml, bien caliente, por la mañana y por la noche.

9. Prepara una infusión con un puñado de eucalipto, otro de llantén y otro de tomillo, y el jugo de medio limón con cáscara y pulpa pero sin semillas; déjala reposar, cuélala y endúlzala con miel de abeja. Tómate este té en ayunas y al acostarte, lo más caliente que puedas.

10. Hierve en agua 10 higos frescos, cortados en trozos, durante 20 minutos; cuela la infusión y agrégale miel de abeja al gusto. Tómate 30 mililitros cada dos horas.

11. Prepara un jarabe de dátiles. Pon a cocinar 9 dátiles en medio litro de agua durante 25 minutos; agrega azúcar morena o miel y cocina a fuego lento hasta obtener la consistencia del jarabe. Toma dos cucharadas soperas cada dos horas.

Para las bronquitis agudas se recomienda este jugo, que funciona como desinfectante interno:

500 ml de col y 50 ml de limón.

Y para recuperar fuerzas:

350 ml de zanahoria y 150 ml de diente de león, o bien:

275 ml de zanahoria, 150 ml de raíz y puntas de betabel y 150 ml de pepino.

Para aclarar la garganta:

Utiliza el zumo de piña.

La tos expectorante, es decir, la que produce la eliminación de moco, es un mecanismo protector necesario. Las toses secas se alivian haciendo gárgaras y tomando después:

El zumo de limones; 2 cucharadas soperas de miel en 150 ml de agua caliente.

Incluye frecuentemente en tu dieta las siguientes frutas, que serán de gran apoyo para el control y alivio de la bronquitis y además te ayudarán a mejorar el estado nutricional de tu cuerpo:

NARANJA

Es refrescante, diurética, depurativa y estimulante. Por su riqueza se recomienda para el reumatismo, artritis, obesidad, estimula el sistema circulatorio, el sistema nervioso, casos de neurastenia, convulsiones nerviosas, jaquecas, calambres, insomnio, etc.; activa las glándulas secretorias, facilita la digestión; es recomendable contra la tuberculosis, bronquitis y enfermedades del sistema respiratorio en general, infección intestinal, cálculos de los riñones y de la vejiga; previene la piorrea y gingivitis.

La naranja contiene diferentes sustancias que contribuyen a mejorar el buen estado del organismo; entre ellas destacan el calcio, fósforo, hierro, magnesio, potasio, sosa y vitaminas. Es rica en vitamina C y también contiene vitamina A y algunas del grupo B, además de calcio, potasio, fósforo e hierro.

Tres días de dieta a base de naranja, efectuada en un lugar tranquilo y acompañada de paseos relajantes, aire puro y respiraciones profundas darán muy buenos resultados.

AGUACATE

El aguacate es el fruto del aguacatero (*Persea americana*) un árbol de la familia de las Lauráceas, a la que pertenecen especies tan conocidas como el laurel (*laurus nobilis*) o el alcanforero (*laurus camphora*).

Es eficaz para combatir la acidez de estómago, diabetes, reumatismo y gota; es recomendable para la calvicie, la caspa y la caída del cabello. Es beneficiosa para la tos catarro, bronquios; actúa contra las enfermedades en las vías urinarias y es bueno para lavar llagas y heridas.

El cocimiento de dos hojas maduras de aguacate (palta), no de las tiernas que tienen un color rojizo, en una botella de agua, es remedio eficaz contra la tos, resfriados y muy especialmente contra la inflamación de los bronquios.

Este mismo cocimiento quita el dolor de estómago; tomado después de las comidas ayuda a la digestión, o se recomienda también contra el empacho, indigestión, gases y la hinchazón del vientre.

MANZANA

La manzana ha sido considerada por muchas civilizaciones como un símbolo de vida y de inmortalidad. En algunas regiones, donde está arraigada la creencia de la reencarnación, las manzanas son enterradas como alimento para los muertos.

Es excelente para quienes sufren de agotamiento nervioso y cerebral; descongestiona los riñones e hígado impidiendo la formación de cálculos; ayuda a combatir la neumonía, bronquitis, hemorroides, reumatismo, artritis, gota, desórdenes gástricos, indigestiones, etc.

Es recomendable contra la anemia, asma, inflamación del aparato urinario, diabetes, enfermedades de la piel. Dos manzanas al día pueden ser además un auténtico tónico para el corazón y la circulación.

Las trazas de bromo que contiene también la hacen recomendable para comerla por las noches, si se quiere lograr un sueño calmado y reparador. El éter que posee actúa como potente sedante nervioso y de la fibra muscular. Si quiere vivir muchos años coma entre una y dos manzanas diarias: una al levantarse de la cama y otra una hora antes de volver a ella. La primera proporcionará a su organismo las mejores condiciones para afrontar el día. La segunda le permitirá tener un sueño más reparador.

MANGO

Esta fruta es originaria de la India –cuyo pueblo lleva más de cuatro mil años consumiéndola y haciéndola parte de sus ceremonias religiosas– y tiene más de mil variedades que se diferencian por la zona de cultivo, el color de piel y de pulpa, sabor, aroma y tamaño, entre otras características.

El mango, gracias a sus propiedades, libera las vías respiratorias y mejora la oxigenación de los órganos, combate ronqueras, fiebres, bronquitis, anemias, diuresis y dolencias del estómago, tuberculosis; es eficaz contra la sarna; es un excelente purificador de la sangre, antiséptico y disolvente, astringentes, en las diarreas, disenterías, y es un auxiliar para hacer fomentos en casos de golpes o torceduras pues alivia la zona afectada.

Se puede preparar un té con las hojas del árbol de mango, colocando un puñado de hojas en agua y hervir durante unos minutos; luego se filtra y se deja entibiar. Este té puede utilizarse en forma externa para hacer fomentos en casos de dolores por caídas o golpes.

El mango aporta toda la vitamina C que necesitas para el día, el 75% de tus necesidades de vitamina A, casi la mitad de tus necesidades de vitamina E, el 25% de la fibra que necesita tu cuerpo y una combinación de minerales entre los que se encuentran el hierro y el potasio.

SANDÍA

Es levemente laxante pero muy diurético; y resulta de gran ayuda para el reumatismo, las obstrucciones renales, y la vejiga; actúa contra la blenorragia, acidez de estómago, dispepsia, obesidad y presión elevada, en las afecciones en las vías respiratorias, como bronquitis y catarros pulmonares.

Tiene efectos refrescantes y diuréticos. Por su bajo contenido calórico en muy adecuada en dietas de adelgazamiento y resulta muy refrescante para enfermos con fiebre; neutraliza los gases intestinales, mejora las bronquitis crónicas y las anemias y es muy depurativa cuando se consume en ayunas

La sandía es rica en azúcares, minerales y carotenos, y tiene un 93% de agua de su peso total, lo que la hace poco nutritiva.

No conviene comer la sandía como postre, ya que su alto contenido de agua y de hidratos de carbono, al combinarse con los alimentos, genera un aumento en la fermentación que puede resultar molesta. No deben consumirla quienes padecen trastornos del hígado, vesícula biliar, dispepsia, cólicos, diarrea o dilatación del estómago.

LIMÓN

Entre todos los cítricos, el limón es quizás el que ofrece más beneficios para la salud. Básicamente, el poder curativo del limón reside en su bajo contenido energético, su nivel equilibrado en sodio y potasio y por supuesto, en la vitamina C.

Es eficaz para tratar la fiebre, acidez gástrica, contra el raquitismo, bronquitis, faringitis y tuberculosis, la gota; es excelente vivificador y purificador de la sangre. Es recomendable para el reumatismo, hipertensión, litiasis hepática y renal; diabetes, diarrea y anginas.

Como el limón posee un número tan escaso de hidratos de carbono es de gran ayuda en las dietas de adelgazamiento; comer limón representa tomar vitamina C sin consumir calorías adicionales.

La vitamina C contenida en los cítricos, tomada diariamente, contribuirá, en gran medida, a mantener alejados de nosotros a los virus del resfriado y la gripe. El zumo de limón con agua caliente y miel se utiliza contra la fiebre. Este mismo remedio sirve para aliviar la bronquitis.

Los deportistas y las personas que desarrollan esfuerzos físicos pueden recuperarse del cansancio con zumo de limón.

HIGO

En la antigua Grecia, la dieta de los atletas era muy rica en higos debido a su alto valor energético. Los romanos consideraban a la higuera como un árbol sagrado y era tradicional regalar higos frescos en Año Nuevo.

Existen más de 700 variedades cultivadas en todos los países subtropicales. El fruto es carnoso, en forma de pera hueca y de tamaño variable; de color verde, al madurar toma un color negro o morado, aunque también los hay de color verde, amarillo y los llamados negros.

Es recomendable para tratar enfermedades inflamatorias, catarros, bronquitis, escarlatina, ardores en la micción, y es excelente para el cerebro y los nervios; actúa contra los cálculos biliares, cálculos renales y parasitosis intestinales.

Contiene calorías (78), agua(89%), proteínas, grasas, calcio (54mg), fósforo, hierro, tiamina, carbohidratos, fibra, riboflavina, niacina, vitaminas A, B1, B2, PP y C, sodio, potasio, magnesio, azufre, silicio y cloro. La fruta contiene fitoestrógenos.

Los higos tienen muchas cualidades expectorantes por lo que, cuando se está constipado, resulta muy beneficioso tomar infusiones de este fruto. Basta con poner a cocer en el agua necesaria para una tisana dos o tres higos. Cuando éstos estén blandos, se cuela el líquido resultante de la cocción y se toma caliente a modo de infusión.

GUAYABA

En África se aprecian mucho las propiedades medicinales de la guayaba; la pulpa en particular es muy utilizada por las mujeres de las islas del Pacífico en la elaboración de lociones para el rostro y el cuerpo.

Los múltiples y ricos componentes específicos de la guayaba, como azúcares, vitaminas y minerales, constituyen principios activos muy efectivos para la hidratación, la regeneración y la protección de la piel.

La guayaba, fruta apreciada por su exquisito sabor y aroma, es llamada "la reina de la vitamina C" pues supera en cinco veces al contenido de esta vitamina que tienen la naranja y otros cítricos. Se recomienda contra la tuberculosis, gastroenteritis, diarrea, incontinencia de orina e indigestión.

Los frutos contienen mucílagos, pectinas, pequeñas cantidades de prótidos y lípidos, minerales como el potasio, calcio, hierro y fósforo, principalmente, además de vitaminas A, B, y especialmente la C.

DÁTIL

El dátil es una fruta de gran demanda en el mundo y la antigüedad de su consumo se remonta a los orígenes de nuestra civilización. Por su riqueza calórica, su fácil conservación y transporte fue la fruta ideal para las largas jornadas de conquista y el comercio en el mundo oriental. Acompañó a Moisés cuando deambuló por el desierto en la búsqueda de la Tierra Prometida, a las caravanas en la larga y dura Ruta de la Seda y a los jinetes moros que conquistaron España.

El dátil tiene propiedades alimenticias muy especiales, que fueron aprovechadas a través de la historia por los pueblos árabes, que no encontraban en sus áridos desiertos la variada gama de productos agrícolas que se dan en las zonas fértiles del mundo.

Es eficaz para combatir las enfermedades respiratorias, inflamaciones de garganta, afecciones renales, de vejiga, inflamaciones de las vías urinarias, actúa contra la gota, artritis, animéis, desnutrición, diarrea y hemorroides.

Contiene vitaminas A, D, B-1, B-2, B-3, B-9 y C, contiene fósforo, calcio, hierro, magnesio, potasio, sodio, zinc, manganeso, cromo, cobre y yodo.

PIÑA

Fue precisamente Cristóbal Colón quien la llevó a España desde la isla Guadalupe, en 1493. Es originaria de Hawai y Brasil, actualmente su cultivo está muy extendido en casi todos los países de clima tropical. Su nombre da lugar todavía a algunas confusiones, ya que también se le denomina mayzali o ananás, cuando en realidad éstas dos son variedades diferentes.

Se trata de un fruto de gran tamaño, que puede llegar a pesar hasta dos kilos; tiene cáscara gruesa y dura, con escamas marrones y en uno de sus extremos posee un conjunto muy vistoso de hojas verdes puntiagudas; su pulpa es amarilla, muy aromática y dulce con acentos ácidos.

Contiene vitaminas A, E y B, fermentos y enzimas como la bromelina; es rica en vitamina C, calcio, hierro y fósforo.

Se emplea en dietas para adelgazar y en casos de celulitis, ya que es un reductor del apetito. Es digestiva, refrescante y favorece el desarrollo de los huesos en los niños. Mejora la calidad del esmalte y la blancura de los dientes, purifica la sangre, alivia los catarros, calma la tos, la gota y la artrosis. Se recomienda en las enfermedades hepáticas, de páncreas y en las anemias. Ayuda en la cicatrización de las úlceras internas y estimula la producción de insulina.

La piña debe comerse fresca y bien madura, ya que en conserva pierde la mayor parte de su contenido en bromelina.

AJO

Es originario de Asia Central pero se sabe que era utilizado desde la antigüedad por egipcios y romanos. Se usaba principalmente para curar las infecciones de la piel, las mordeduras de serpientes, de escorpiones y de mosquitos.

El ajo tiene un potente efecto antibiótico, es sudorífico y energético; se utiliza para la arteriosclerosis, zumbidos de oído, hipertensión y la expulsión de parásitos intestinales. Tiene además importantes efectos antirreumáticos.

Se le han encontrado efectos curativos, además, en las fiebres tifoideas, asma, bronquitis y diabetes.

El ajo se puede igualar a la aspirina en su cualidad como vasodilatador de la circulación sanguínea, y evita que se formen coágulos que puedan desembocar en trombosis, angina de pecho o infarto al miocardio.

En los comercios pueden adquirirse cápsulas de ajo pulverizado, las cuales se absorben en el intestino y casi no alteran el olor del aliento. Para que sea eficaz hay que ingerirlo crudo.

Su aplicación local es útil para curar la piorrea, fortalecer las encías y los dientes, aunque para ello es obligado masticarlo o, en su defecto, comer tostadas de pan con ajo, tomate, aceite y perejil.

Contiene aceite esencial con disulfuro de alilo, alina, alisina, vitaminas A y C, además nicotinamida, minerales como el hierro, fósforo, calcio; proteínas e hidratos de carbono.

CASTAÑA

Es recomendable contra las afecciones de las vías respiratorias, gota, enfermedades del hígado y riñones, trastornos digestivos y diarrea. El castaño tiene propiedades astringentes pues contrae los tejidos y disminuye la secreción de las mucosas, por lo cual resulta de gran utilidad en casos de diarrea y afecciones de la boca y la garganta. También es antitusivo o béquico ya que calma la tos y la irritación de la faringe.

Las semillas del castaño, o sea las castañas, se alojan en grupos de dos o tres dentro de un caparazón espinoso.

Las castañas son un alimento sumamente energético, ya que contienen un 40% de hidratos de carbono. Además poseen proteínas, lípidos, sales minerales y vitaminas A, B y C.

Además, aportan sustancias alcalinizantes que neutralizan el exceso de ácidos en la sangre y facilitan su eliminación por medio de la orina, lo cual resulta especialmente útil a quienes padecen reumatismo por exceso de ácido úrico (artritismo) y a los que consumen carne en abundancia.

ALMENDRA

Las almendras son muy nutritivas, fortalecen el sistema nervioso y, gracias a la emulsina que poseen, favorecen la digestión. Contribuyen al crecimiento y desarrollo de los niños. No es recomendable que las consuman las personas con diarrea.

Es benéfica para tratar la úlcera gástrica, acidez de estómago, afecciones pulmonares, bronquitis, asma, diabetes, inflamaciones en las vías urinarias, etc., y actúa contra los cálculos de los riñones, dolores reumáticos, dolores de oído, hemorroides e irritaciones cutáneas.

La almendra es una fuente excelente de vitamina E que previene afecciones cardiacas; vitamina B y ácido fólico. Es rica en aminoácidos esenciales, en minerales como el magnesio, el fósforo y sobre todo una gran fuente de calcio que refuerza los huesos y los músculos. Tam-

bién contiene elementos que ayudan al rendimiento inte-
lectual, como el zinc y el hierro.

La almendra tiene un alto contenido proteico y de fibra dietética. Es tan nutritiva que, en comparación, 100
g de almendras crudas aportan el mismo contenido proteico que 100 g de trucha.

CIRUELA

Las ciruelas pueden ser de color amarillo, verde, rojo o
lila y pueden variar en tamaño y textura. Se han encontrado más de trescientas variedades de ciruelas, y todas
tienen casi el mismo valor nutricional y las mismas aplicaciones medicinales.

Se considera una fruta energética, diurética,
desintoxicante y estimulante. La ciruela fresca es delicio-
sa al natural, y cocida sirve para preparar mermeladas,
jaleas y compotas. Es originaria de las tierras del bajo
Danubio, Persia, Armenia y el Cáucaso.

Es eficaz para tratar las afecciones en las vías respiratorias, afecciones de las vías urinarias, debilidad cerebral, depurador de la sangre y desintoxicante del aparato digestivo.

Las ciruelas contienen muy pocas cantidades de vitamina C y un poco de vitamina E pero son ricas en potasio, un mineral esencial para el buen funcionamiento de nuestras células. La mermelada de ciruela es un buen remedio contra la tos. Para suavizar la garganta, disuelve una cucharada de mermelada de ciruela en una taza de agua caliente con limón y bébela antes de ir a la cama.

Terapia nutricional

Para tratar la bronquitis, te recomiendo llevar tres días de dieta con frutas (indicadas en la frutoterapia descrita) y poco a poco ir incorporando diferentes alimentos, en su mayoría verduras y cereales. Es muy importante evitar las aves, las carnes rojas y grasosas, y los alimentos fritos.

Los alimentos calientes y muy sazonados pueden ayudar a abrir las vías respiratorias, entre ellos podemos mencionar los condimentados con ajo, cebollas, pimientos picantes y rábanos picantes.

Consume mucho ajo pues es un maravilloso desinfectante, y bebe abundante jugo de limón y de naranja, importante fuente de vitamina C con acción antiinfecciosa.

Los suplementos con vitaminas A, C, y E, el zinc y los bioflavonoides también pueden ayudar a prevenir la recurrencia y las infecciones secundarias de la bronquitis cónica.

Deben evitarse los productos lácteos, azucarados y los huevos, ya que aumentan la tendencia a formar mucosidades en los pulmones.

Es muy importante tomar 10 vasos de 250 ml de agua simple al día; asimismo, procura entibiar el agua o tomarla incluso caliente pues la finalidad es adelgazar la mucosidad de las vías respiratorias.

En general, la dieta recomendada para las personas que padecen de bronquitis, consiste en iniciar con tres días de dieta a base de frutas, de preferencia cítricas, y abundante agua de limón endulzada ligeramente con miel de abeja; después, se van introduciendo gradualmente sopas de cereales, sopas de verdura y verduras crudas.

Es muy importante corregir los estados nutricionales deficientes, ya que se encuentran presentes en casi el 60% de los pacientes que padecen de bronquitis crónica, al corregir esta deficiencia el estado general del paciente mejora considerablemente.

En resumen, las características de la dieta que debe consumir una persona que padece bronquitis es: régimen 100% vegetariano, pobre en sal y rico en verduras y frutas.

Alimentos recomendados:

- Frutas frescas

- Verduras amarillas

- Verduras de hojas verdes

- Zumos depurativos

- Apio

- Puerros

- Cebolla

- Zanahorias

- Legumbres

- Cereales integrales

- Caldos de verduras

Alimentos prohibidos:

- Carnes rojas

- Grasas animales

- Alimentos fritos y sazonados

Oligoterapia, vitaminas y minerales:

- Vitamina C con bioflavonoides

- Vitamina A

- Beta-caroteno

- Tabletas de zinc

- Extracto de timo

- Aminoácidos azufrados

El uso del propóleo como suplemento alimenticio en los casos de bronquitis aguda y crónica es sumamente importante ya que ayuda a combatir los procesos infecciosos y las complicaciones.

PROPÓLEO (*Propolis*)

Es un producto apícola que las abejas recolectan de las resinas y secreciones, del álamo, castaño silvestre, abedul, roble y otras coníferas, que se hallan cerca del colmenar. Lo usan para la construcción y protección de su colmena y como medio antimicrobiano.

El propóleo es una mezcla de varios componentes, en cantidades distintas, que dependen de la zona geográfica en la que se encuentre el colmenar. A nivel general, tiene un 60% de resinas y bálsamos, un 30% de cera, un 5% de polen, y 5% de aceites aromáticos.

Los más importantes principios activos identificados del propóleo son:

Flavonas, flavonoles, terpeno del grupo del cariofileno, aldehídos aromáticos, ácidos aromáticos no saturados, ácidos orgánicos, sustancias tánicas, cumarinas, vitaminas B1 (tiamina), vitamina PP (ácido nicotínico), y provitamina A; calcio, potasio, sodio, magnesio, hierro, aluminio, fósforo, silicio, vanadio, estroncio, boro, cromo, cobalto, manganeso, níquel, selenio, zinc, molibdeno, plata, bario.

Sus principales propiedades medicinales son: bactericida y bacteriostático, antimicótico, antiparasitario, estimulante de la inmunidad; antiinflamatorio y antirreumático; analgésico y anestésico; protector de la circulación, permeabilidad y fragilidad de los capilares, cicatrizante, antitumoral, antioxidante; desodorante, antidepresivo, estimulante de la formación de hueso, antitrombótico; regulador y estimulante de la tiroides y protector de la mucosa gástrica.

El propóleo se usa como apoyo en los casos de: anginas, faringitis, laringitis, gripe, sinusitis, rinitis alérgica, traqueitis, bronquitis, asma bronquial, neumonías crónicas, tuberculosis pulmonar y otitis; colitis, gastritis, úlceras gastroduodenales, diarreas; aftas, estomatitis, gingivitis, inflamación de la lengua, en extracciones dentales; infecciones de vías urinarias y vejiga, prostatitis; lesiones en cuello uterino, vaginitis, infecciones vaginales; arteriosclerosis, fragilidad capilar; estimulante de las defensas; eczemas, neurodermitis, úlceras en piel, piodermitis profundas, quemaduras, para favorecer la cicatrización, heridas, micosis orales de los lactantes; bocio, obesidad asociada a hipotiroidismo; inflamación de los párpados, blefaroconjuntivitis alérgica, úlcera de la córnea, iritis, queratopatías; distrofia muscular progresiva, enfermedad de Parkinson, insuficiencia cerebrovascular, entre muchas otras.

El propóleo es una sustancia natural, que carece de toxicidad, y que proporciona al organismo, entre otros beneficios, una mayor resistencia frente a las agresiones, siempre que sea utilizado correctamente.

Cuando se administre propóleo por primera vez, es necesario hacerlo con precaución, ya que, aunque sólo en muy contados casos puede aparecer alergia, es necesario tratar de evitar semejante incomodidad. Por lo tanto, la primera dosis debe ser pequeña y administrarse antes de dormir, de tal forma que si al día siguiente por la mañana no se notan síntomas alérgicos, es posible comenzar el tratamiento. Las personas más susceptibles a desarrollar una alergia al propóleo son aquéllas que sufren de cualquier tipo de alergia a pólenes, flores, etc., en ellos es necesario tener más cuidado y dejar la decisión de su uso al médico.

El propóleo puede ser usado sin ningún peligro en los niños, únicamente tendremos que adaptar la dosis de acuerdo a la edad. La dosis usual para un adulto es de 20 gotas diluidas en 50 ml de agua cada 8 horas por dos a tres semanas. La dosis para niños es de 10 gotas, tomado de la misma forma. La dosis de inicio es de 1 a 2 gotas. O si es en jarabe, una cucharada cada 8 horas, y en niños una cucharadita, aunque esto depende de la presentación.

Helioterapia

La helioterapia ha sido aplicada por los expertos en salud desde la antigüedad. Sus efectos benéficos son muy conocidos y se usa normalmente en la medicina alternativa y tradicional para tratar diferentes tipos de enfermedades. Estas características le han valido el reconocimiento por parte de los expertos en el campo de la medicina y la salud en todo el mundo.

El uso de la helioterapia en la América prehispánica se conoce desde la época de la cultura maya. Los antiguos mayas se servían de ella para auxiliar a todos sus enfermos y la aplicaban junto con diferentes plantas, con lo que lograban una gran mejoría, recobraban su energía y la salud.

Se conocen muy bien los efectos benéficos del sol sobre nuestro organismo. Las radiaciones solares tienen efectos bactericidas y acaban con las bacterias y microbios que nos producen enfermedades; por este motivo es de gran utilidad para curar las bronquitis agudas. Otro efecto muy importante del sol es la fijación de la vitamina D, sin la cual no podríamos vivir y nuestros huesos serían sumamente frágiles; también es un excelente medio terapéutico que ayuda a la cicatrización de heridas y úlceras, y sus radiaciones infrarrojas solares positivas son depuradoras de toxinas.

Los beneficios y efectos de los rayos del sol sobre la salud son indiscutibles y totalmente aconsejables, ya que la radiación solar es directa sobre la piel con la consecuente repercusión que se da sobre el control del metabolismo, la eficiencia en las funciones de los órganos y sistemas de nuestro cuerpo, y las mejoras físicas obtenidas.

Los rayos ultravioleta del sol favorecen la acción de la vitamina C, por lo que se fortalecen las defensas contra las agresiones al sistema respiratorio; y por otro lado, favorecen las reacciones químicas del organismo al producir energía mediante la utilización del oxígeno en las células a nivel de las mitocondrias, por lo que la deficiencia de oxígeno secundaria a las restricciones en el intercambio de gases que se presentan durante la bronquitis se compensa en cierto grado por una utilización más eficiente del mismo en la células, gracias a los rayos del sol.

Las curas de sol se pueden realizar en distintas altitudes con respecto al nivel del mar, ya sea en la montaña o en el mar, y también en las diferentes estaciones del año, ya que la exposición a las radiaciones solares de verano son diferentes de las de invierno, por lo que hay que saber indicarlas.

Las montañas, especialmente fuera de las ciudades, tienen menos presión atmosférica, más aire puro y mayor sequedad ambiental, por lo que las radiaciones solares son más intensas y eficaces en estas zonas.

Por esta razón, la helioterapia de montaña se ha utilizado normalmente para el tratamiento de las enfermedades pulmonares, las enfermedades de la sangre y todos aquellos procesos que cursan con una disminución de las defensas del organismo; además mejoran el metabolismo, estimulan el apetito, hacen el organismo más resistente y proporcionan más vitalidad y defensas.

Por otro lado, la helioterapia marina también tiene sus indicaciones y características, pues la altitud, la humedad, la temperatura ambiental y la intensidad de los rayos ultravioleta son diferentes, por lo tanto sus indicaciones y la forma en que deben administrarse también son diferentes.

La helioterapia es de gran utilidad para tratar la bronquitis; tanto la helioterapia de montaña como la heliomarina pueden ser excelentes auxiliares, pero hay que tomar en cuenta que la exposición a los rayos solares es diferente en cada uno de los dos casos.

En ambos casos, el inicio de esta terapia debe ser paulatino, con la finalidad de evitar daños en la piel secundarios a la radiación solar, y permitir a la misma que se prepare para la terapia, aumentando su pigmentación mediante la producción de melanina, sustancia elaborada por células especiales, que se encuentran en una de las capas de la piel; esto lo notamos a medida que se va oscureciendo progresivamente el color de nuestra piel.

Si padeces bronquitis, es muy importante que cumplas con esta terapia pero realizando las siguientes indicaciones para que no te expongas a daños o quemaduras de piel.

• La helioterapia debe iniciarse con una exposición
máxima de 10 minutos diarios a los rayos del sol,
durante la primer semana de tratamiento, en una
horario de las 8 a las 10 de la mañana o de las 4 a
las 6 de la tarde; es necesario vestir ropa corta,
cómoda y de algodón, para exponer sólo parte de
la superficie del cuerpo.

• El incremento en el tiempo de exposición a los rayos solares se aumenta 10 minutos cada semana;
de esta forma, la segunda semana de tratamiento
incluye 20 minutos de exposición al sol y la tercera 30 minutos, que es el máximo tiempo de exposición por día.

• El horario será siempre el mismo, en la mañana o
en la tarde; no utilices el mediodía para la terapia,
ya que la radiación es mucho más fuerte y por lo
tanto más peligrosa alrededor de las 12 horas.

• La superficie corporal que se expone al sol también debe incrementarse de manera paulatina,
hasta exponer casi la totalidad de tu piel, también
alrededor de la tercera semana.

- La helioterapia de montaña en climas fríos, puedes realizarla en una habitación templada previamente ventilada, a través de una ventana de vidrio transparente.

- La terapia heliomarina puedes realizarla al aire libre, pero es muy importante que no te expongas a cambios bruscos de temperatura; ten mucho cuidado con los aires acondicionados pues pueden empeorar tu salud.

- Para tratar la bronquitis crónica es muy recomendable la terapia heliomarina (eso no quiere decir que la de montaña no dé buenos resultados también), ya que la presión parcial del oxígeno es mayor y el intercambio de gases a nivel pulmonar se mejora considerablemente, además de que la humedad del ambiente facilita la expectoración de las flemas.

- Recuerda hidratarte correctamente al terminar la terapia.

Terapia con actividad física

Realizar ejercicio físico es una actividad fundamental para el cuidado de la salud y puede resultar muy gratificante tanto desde el punto de vista físico como psicológico; además, es una excelente terapia para muchas enfermedades, principalmente para las de origen respiratorio como la bronquitis.

Entre los beneficios para la salud que genera el ejercicio, se encuentran los siguientes:

EFECTOS INMEDIATOS

1. Contribuye a la regulación de:

a) El nivel de glucosa.

b) El nivel de algunos transmisores nerviosos que hacen posible el correcto funcionamiento de nuestro cuerpo.

c) Estimula la noradrenalina y la adrenalina (respuesta de los músculos y de los órganos del cuerpo),

d) Potencia la elaboración de endorfinas (sustancias para el control del dolor).

e) Mejora el sueño.

EFECTOS A LARGO PLAZO

1. Sensación de bienestar físico, de "estar en forma".

a)   Fortalecimiento de los sistemas cardiovascular y respiratorio, incrementando la cantidad de oxígeno que llega a los diferentes órganos y tejidos corporales. Mejora extraordinariamente el funcionamiento de estos sistemas.

b)   Incremento de la resistencia muscular, con los consiguientes efectos benéficos sobre la autonomía personal, y mejora en el funcionamiento de los músculos respiratorios.

c)   Favorece:

• la agilidad y flexibilidad corporal,

• el equilibrio y la coordinación y

• la rapidez de movimientos, previniendo y retra-
sando la aparición de los declives de estas funciones asociados con la edad.

Es evidente que una persona físicamente activa tiene
una capacidad pulmonar mayor que una persona que no
lo es. Mientras que la persona sedentaria se quedará sin
aire al llegar al primer o segundo piso de una escalera,
un deportista podrá subir incluso hasta diez pisos sin al-
terarse.

Esa capacidad depende de que su corazón pueda bom-
bear más sangre, y por lo tanto enviar más oxígeno a
todo su cuerpo, pero también depende del oxígeno que
pueden introducir sus pulmones en el organismo, el acon-
dicionamiento físico. El entrenamiento de los pulmones
los hace más eficientes y elevan la cantidad de oxígeno
que pueden hacer pasar al torrente sanguíneo.

Cuando el cuerpo se ve sometido a un esfuerzo, hace
llegar una señal al centro respiratorio localizado en el
cerebro; este centro transmite un mensaje a los músculos que intervienen en la respiración, es decir, el diafragma,

los situados entre las costillas y otros más; así, estos músculos responden aumentando la frecuencia con la que se contraen y la fuerza con que lo hacen. El resultado es el aumento de la cantidad de inspiraciones por minuto y asimismo la cantidad de aire que entra en los pulmones. Si en reposo aspiramos aproximadamente medio litro de aire en cada respiración, durante el ejercicio este volumen se incrementa notablemente.

Pero no sólo aumenta el volumen de aire porque respiremos más veces, también se presentan otros cambios; de hecho, cuando estamos en reposo, unicamente ocupamos una parte de los pulmones para oxigenar la sangre, pero durante el ejercicio, nuestro organismo se ve forzado a poner en funcionamiento una parte mayor de los pulmones, más superficie de intercambio de oxígeno y dióxido de carbono. Por lo tanto, unos pulmones acostumbrados al ejercicio aumentarán extraordinariamente su capacidad tanto de hacer entrar aire como de meter oxígeno a la sangre, mejorando su función no sólo durante la actividad física sino también durante el reposo.

Este funcionamiento parcial de los pulmones, provoca las severas complicaciones en los pacientes con bronquitis. Imagínate, si sólo parte de ellos meten oxígeno en nuestro cuerpo ahora piensa lo que sucede cuando los pulmones están afectados; el resultado es una deficiente capacidad para cumplir con su cometido de hacer llegar oxígeno a todas nuestras células. Pero si los entrenamos y los fortalecemos, los forzamos a trabajar a toda su capacidad y utilizando toda su superficie. Pruébalo y verás que los resultados son excelentes.

EJERCICIOS PARA LOS PULMONES

Que nuestro aparato respiratorio esté en constante movimiento no quiere decir que nuestra musculatura respiratoria se esté moviendo de la forma más eficiente.

Un músculo eficiente es aquél en el que, con el menor gasto energético, se obtiene el máximo rendimiento; en caso del sistema respiratorio: una correcta ventilación pulmonar. Con la reeducación respiratoria mejoramos la eficacia respiratoria, la función pulmonar y nuestra calidad de vida.

Antes de realizar cualquier tipo de ejercicio debemos aprender a respirar "bien"; este tipo de respiración recibe el nombre de respiración abdominodiafragmática:

- Consiste en realizar una inspiración por la nariz con el músculo diafragma; para esto debemos sentir que mientras tomamos el aire nuestra tripa sale hacia fuera, luego soltamos el aire con los labios semicerrados, contrayendo la musculatura abdominal para ayudar a sacar el aire.

- El tiempo espiratorio debe ser del doble del inspiratorio; por ejemplo dos segundos de inspiración y cuatro segundos de espiración.

- Este tipo de respiración se practica sentado, de pie o tumbado boca arriba, y cuando lleguemos a automatizarlo incluso lo podremos practicar mientras caminamos.

1. EJERCICIOS DE RESPIRACIÓN

La idea principal es llevar aire fresco hasta la parte más profunda de los pulmones, introduciéndolo por la nariz y sacándolo a través de la boca. Hay que inhalar lo suficientemente profundo hasta que no pueda entrar ni una molécula más de aire. Es necesario seguir el siguiente esquema:

- Todas las mañanas y todas las noches hay que hacer 30 respiraciones profundas contando 10 segundos para inhalar y 10 segundos para exhalar (en los niños 5 segundos para cada fase de la respiración); realiza una respiración normal entre cada respiración profunda para evitar el mareo.

- Esto te ayudará a iniciar el día con más energía y a dormir como nunca antes lo habías hecho.

2. EJERCICIOS DE EXPECTORACIÓN

Estos ejercicios de expectoración se deben realizar cada 2 horas como mínimo. La expectoración controlada y cuidadosa ayuda a mantener los pulmones libres de secreciones y mejora la respiración, al tiempo que se disminuye el riesgo de complicaciones:

a) Siéntate al borde de la cama apoyando los pies en el suelo o en un banco, e inclina tu cuerpo hacia el frente.

b) Mete aire por la nariz a tus pulmones de forma lenta y profunda, checa que lo que se infla sea tu abdomen no el tórax; mantén la respiración 5 segundos y expulsa el aire por la boca como si fueras a chiflar pero sin inflar los cachetes. Realiza esta operación 3 veces.

c) Ahora, mete de nuevo aire a tus pulmones, aguanta la respiración otra vez por 5 segundos y tose tres veces con fuerza. Con la tos deberá salir todo el aire contenido en los pulmones.

d) Respira 10 veces de forma normal, y repite el ejercicio 5 veces como mínimo.

La finalidad de este ejercicio es provocar accesos de tos y acercar el moco hacia la cavidad faríngea para expulsar las flemas. Entre cada repetición puedes tomar unos tragos de agua o de la infusión que te recomiendo a continuación. Al inicio, la tos y las flemas expulsadas pueden ser muy abundantes pero conforme pasen los días y mejore tu condición, las molestias irán disminuyendo.

Una hora antes de iniciar con los ejercicios de expectoración, prepárate una infusión de pulmonaria, trébol, gordolobo y eucalipto ligeramente endulzada con miel, y realiza una vaporización de 10 minutos de agua caliente con aceite esencial de tomillo, para facilitar la expulsión de las flemas.

3. ACTIVIDAD FÍSICA

Un ejercicio bien planeado puede beneficiar enormemente la salud de las personas con bronquitis y reducir el riesgo de padecer complicaciones.

Dependiendo de la gravedad del caso, es de suma importancia que el ejercicio sea indicado y vigilado por un médico, para llevar el esfuerzo de manera paulatina y no provocar una deficiencia grave de oxígeno por una actividad física forzada que puede generar también graves riesgos.

El programa de ejercicios tiene la finalidad de mejorar el funcionamiento tanto del sistema respiratorio como del cardiovascular, y se divide en:

a) Reeducación y fortalecimiento del músculo diafragmático.

b) Ejercicios de postura.

c) Actividad física de incremento funcional pulmonar.

REEDUCACIÓN Y FORTALECIMIENTO DEL MÚSCULO DIAFRAGMÁTICO

El diafragma es el músculo más importante de la respiración; en los pacientes con bronquitis es muy importante mantenerlo en perfectas condiciones y con su capacidad al máximo; por esta razón, los siguientes ejercicios están dirigidos a mejorar su función:

a) Sentado frente a una mesa, coloca un recipiente con agua y un popote. Toma aire por la nariz y expúlsalo lentamente a través del popote durante 10 segundos haciendo burbujas; luego toma aire por la nariz.

b) El paciente debe estar acostado boca arriba. Coloca un libro sobre el abdomen, toma aire por la nariz y levanta el libro con el abdomen; luego bájalo lentamente al botar el aire con los labios recogidos durante 10 segundos.

EJERCICIOS DE POSTURA

a) Mientras caminas, toma aire por la nariz al dar un paso y expúlsalo lentamente con los labios recogidos, mientras se dan tres pasos.

b) En posición de cuatro patas, con la espalda recta, toma aire por la nariz mientras bajas el diafragma y luego expulsa el aire lentamente, con los labios recogidos por 10 segundos, mientras subes el diafragma.

ACTIVIDAD FÍSICA DE INCREMENTO DE LA FUNCIÓN PULMONAR

Al mantenerte en forma se mejora la respiración y la superficie de intercambio de oxígeno debido al aumento de las membranas alveolocapilares que entran en funcionamiento. Para lograrlo, sigue el siguiente esquema de entrenamiento:

a) La natación es un deporte completo y ayuda a fortalecer los músculos de la respiración.

b) Los ejercicios aeróbicos y la gimnasia ayudan a lograr un buen desarrollo muscular.

c) El ciclismo también ayuda a mantener un buen estado físico y a mejorar la función cardiorrespiratoria.

d) Con un adecuado control médico puedes practicar el deporte que elijas.

e) Consulta a tu médico acerca del tipo de ejercicio que deseas practicar.

f) Evita realizar cualquier tipo de ejercicio si tienes fiebre o dificultad para respirar.

g) El clima es un factor importante, los ejercicios en climas fríos pueden provocarte una infección respiratoria agregada; el clima cálido es mejor.

h) La natación es una buena opción porque hay más humedad en el ambiente.

i) Procura realizar ejercicios de calentamiento antes de empezar cualquier rutina.

j) Una caminata o la práctica del golf también son buenas opciones, ya que son deportes de bajo esfuerzo.

k) Caminata. Camina una cuadra al día y aumenta gradualmente la distancia recorrida hasta llegar a

un mínimo de 3 kilómetros (30 cuadras) diariamente: la distancia óptima es de 5 kilómetros (50
cuadras) al día, por lo menos durante 5 días de la
semana.

l) Procura realizar la rutina de actividad física en
la mañana, pero cuando la temperatura ambiental ya haya subido y no tengas que respirar aire
frío; sobre todo, aléjate de la contaminación, de
las avenidas muy transitadas y de las fábricas;
prefiere los lugares cerrados, como tu casa o al-
gún gimnasio.

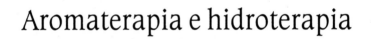

Aromaterapia e hidroterapia

La aromaterapia es el uso terapéutico de los aceites esenciales extraídos de las plantas. Los aceites esenciales proporcionan a las plantas su fragancia, y sus efectos curativos sobre el cuerpo y la mente son conocidos desde la antigüedad.

Esta disciplina constituye un tratamiento natural y es un complemento importante para ayudar a restaurar nuestro equilibrio y armonía.

El uso de las esencias y los aromas se aplica desde tiempos remotos y en todas las culturas y religiones. En la antigüedad, los egipcios, los romanos, los griegos, etc., hacían preparados con aceites esenciales que se utilizaban en medicina, cosmética, baños y para armonizar los templos.

Una característica de los aceites esenciales de buena calidad es su volatilidad. Si el aceite es químico su aroma es agresivo y persistente (a veces excesivo). En cambio, el aceite natural transmite la fragancia de la planta de la que proviene, evaporándose fácilmente cuando se deja el frasco abierto durante un tiempo.

Para extraer un aceite de cada flor, hierba, raíz u hoja, se requiere un conocimiento técnico muy desarrollado, además de una sensibilidad muy grande que conecte a la persona con la fuerza de la planta con la que está trabajando.

Generalmente, la extracción se realiza en las primeras horas de la mañana, cuando aún hay rocío sobre la hierba, que es el momento del día en que se da la mayor concentración de enzimas (la parte olorosa de la planta).

Cuando una persona padece debilidad física o enfermedad, es posible lograr la curación por medio del olfato, utilizando las esencias aromáticas o los aceites esenciales, que contienen sustancias altamente benéficas para el tratamiento de diversas afecciones, como las respiratorias.

La aromaterapia se puede aplicar de la siguiente manera:

1. Baño de tina. Hasta 15 gotas en agua caliente, sin usar shampoo y con jabón neutro.

2. Compresas. 2 gotas en medio litro de agua; se bañan las compresas y se aplican en la zona requerida.

3. Masajes. 10 gotas en 60 ml de aceite mineral.

4. Gárgaras. 2 gotas en una taza con agua tibia hervida.

5. Aplicación al pañuelo. 2 gotas en un pañuelo.

6. Vapor. 7-10 gotas diluidas en agua hirviendo y vaporizando, o en un vaporizador.

7. Lavados. 2 gotas en una taza con agua tibia.

8. Perfumes. Aplicar dos atomizaciones en la ropa que se va a usar.

En el caso de la bronquitis, la aromaterapia se aplica a través de baño de tina, aplicación al pañuelo, vaporizaciones y perfumes.

Los aceites esenciales que vamos a utilizar para el tratamiento de la bronquitis cónica y aguda, son:

1. INCIENSO. Aceite inspirador e introspectivo que se extrae de la goma de un pequeño árbol o arbusto que crece principalmente en el Medio Oriente. Es efectivo en la piel maltratada, bronquitis y ansiedad.

2. EUCALIPTO. Resulta muy útil en estado de congestionamiento y de intoxicación. Es particularmente efectivo para dolores musculares, bronquitis, catarro, tos, sinusitis e infecciones de la garganta. Precauciones: a algunas personas les irrita la piel.

3. BENJUÍ. El benjuí es un cálido y reconfortante aceite que se extrae de la savia de un árbol alto, nativo del trópico en Asia. Al igual que el sándalo, el benjuí es un ingrediente tradicional del incienso. Es calmante y sedante, muy efectivo para condiciones respiratorias, entre ellas, bronquitis (excelente para mucosas congestionadas), escalofríos, tos, garganta irritada y laringitis; así como en desórdenes mentales y emocionales. Precaución: puede causar somnolencia.

4. ALCANFOR. Es térmico, astringente, diurético, estimulante de la circulación y de la respiración, sudorífero, desodorante, relajante, antidoloroso y antiséptico.

5. LAVANDA. Es muy útil en enfermedades de la piel, reumatismos, afecciones de las vías respiratorias, problemas digestivos, infecciones genitourinarias y problemas del sistema nervioso. Es el más suave pero también el más efectivo de los aceites esenciales.

6. MIL FLORES. Es antiséptica, antiinflamatoria, astringente, balsámica, expectorante, estimulante pulmonar, cicatrizante, digestiva, tónica y uterina.

7. PINO. Es antiséptico, estimulante, balsámico, expectorante, antineurálgico, antirreumático, térmico e insecticida.

8. SÁNDALO. Es un excelente antiséptico pulmonar y urinario, tónico, afrodisíaco, antiinflamatorio,

diurético, expectorante, cicatrizante, fungicida, bactericida, antiespasmódico y sedante.

9. TOMILLO. El aceite de tomillo es estimulante, tónico, antiséptico, balsámico, anticatarral, expectorante, antihipertensivo, astringente, antiespasmódico, antifermentativo, antitóxico, antiparasitario, activador de las defensas inmunológicas, afrodisíaco, cicatrizante y diurético.

10. VIOLETA. La esencia de violeta es antiinflamatoria, antirreumática, antiséptica, descongestionante, estimulante de la circulación, sedante, expectorante y afrodisíaca.

11. HISOPO. Es el descongestionante por excelencia, útil en problemas respiratorios y dolores de cabeza.

12. MIRRA. Su efecto en la zona pulmonar se destaca especialmente de dos maneras: como expectorante (es de un incalculable valor para la limpieza en casos de bronquitis, tos, catarro o

resfríos); y como desinflamante de las mucosas nasales (estimula la respiración fluida).

La utilización de estos aceites debe hacerse bajo el control de un médico especializado.

Advertencia: nunca se deben ingerir o aplicar sobre la piel aceites esenciales en su estado puro.

La HIDROTERAPIA es un recurso terapéutico que tiene su aplicación también en los casos de bronquitis, y de hecho va muy de la mano de la aromaterapia, ya que la aplicación de los aceites esenciales que ya mencioné se realiza por medio de baños calientes en tina y de vaporizaciones, lo que incluye el apoyo medicinal del agua y su temperatura. La única contraindicación para la aplicación de terapia con agua caliente es la presencia de fiebre alta en el paciente.

La aplicación de sábanas húmedas frías, hidroterapia que también llega a usarse en el caso de pacientes con bronquitis, debe ser indicada y vigilada por el médico, ya que no puede aplicarse en todos los pacientes pues pueden tener complicaciones serias.

Cromoterapia

La cromoterapia es un método de armonización y de ayuda para la curación natural de ciertas enfermedades por medio de los colores. Los colores corresponden a vibraciones que tienen velocidades, longitudes y ritmos de ondas diferentes. Éstos ejercen una influencia física, psíquica y emocional de la que nosotros no somos conscientes en general y que permite a nuestra energía vital tener un estado que facilita la autosanación.

La cromoterapia consiste en activar los mecanismos de defensa del organismo a través del plano mental y anímico. Debido a que esta terapia es segura cuando se aplica correctamente es útil para pacientes de cualquier edad.

El color está en el límite entre lo psicológico y lo fisiológico; es decir, en toda la serie de fenómenos nerviosos que se producen por disposiciones e impresiones mentales.

La luz del día, incluso velada por las nubes, se encuentra compuesta por todos los colores, armónicamente reunidos para ejercer poderosos efectos vivificantes sobre todos los organismos vivos, vegetales y animales, a esto se le llama helioterapia, la cual ya revisamos y está muy ligada al uso de los colores para generar salud.

Ciertos colores son astringentes como el rojo, el naranja o el amarillo. El azul ayuda a la extroversión, mientras que el rojo permite la introversión. Ciertos colores como el rojo y el naranja hacen subir la temperatura de una habitación y se denominan colores calientes; otros, como el azul, el índigo o el gris, son colores fríos.

1. El color naranja es bueno para los problemas respiratorios, para el asma, la bronquitis; es tonificante y laxante. Favorece la buena relación cuerpo-espíritu, aumenta el optimismo y es tónico sexual. En la naturaleza encontramos muchas frutas y verduras de cáscara color naranja; zanahorias, calabazas, naranjas, mangos, melones, mandarinas, duraznos, son de color naranja o naranja rojizo, por lo que éste es un color asociado a la alimentación. El naranja tiene una acción liberadora sobre las funciones mentales y corporales pues remedia depresiones, combina la energía física con la sabiduría mental, induce la trans-

mutación entre la naturaleza inferior y la superior, ayuda a desenvolver y desarrollar la mentalidad. Mediante su uso somos capaces de sanar el cuerpo físico y al mismo tiempo inculcar a la mente alguna comprensión de cómo mantener el cuerpo en buen estado una vez que ha sido sanado. El naranja es tibio, alentador y no astringente. Algunos investigadores sostienen que el naranja favorece el crecimiento. El naranja es agua y luna.

2. El color rojo es estimulante del hígado y de la circulación de la sangre. Ayuda en la bronquitis, la impotencia y el reumatismo. Estimula el espíritu para las pruebas a corto plazo. Los alimentos rojos son el betabel, rábano, col morada, berros, espinacas, berenjena, la mayoría de las frutas de cáscara roja, cerezas negras, grosellas rojas, ciruela roja, etc. Bajo su acción, los corpúsculos de hemoglobina se multiplican en la sangre y, con el incremento de energía liberada, la temperatura del cuerpo se eleva, la circulación se extiende y vigoriza, dispersando la laxitud y las enfermeda-

des productoras de moco, tales como la bronquitis crónica. La persona que escoge el color rojo se sumerge siempre en actividades que le pueden proporcionar experiencias interesantes y de gran plenitud vital. El color rojo es el color de la valentía, del dinamismo, tenacidad, de la supervivencia, la estabilidad, la firmeza, la sexualidad y el arraigo, por lo que podemos llamarle el color vital, la raíz, es la misma sangre. El color rojo es fuego y sol.

La forma de administrar el color en los pacientes es a través de rayos de luz coloreada, el agua solarizada, la elección de alimentos según su color, la coloración ambiental, los vestidos, etc. A menudo los terapeutas que manejan la cromoterapia combinan estas herramientas.

Mientras acudes con un médico especializado en el tema, puedes aprovechas los alimentos en los que dominan estos colores, usar ropa y ambientar tus habitaciones con los colores naranja y rojo.

Comentario final

¡Qué sabios eran nuestros abuelos! ¿Verdad? ¿Recuerdas cuando te hacían ese rico té de eucalipto, gordolobo y bugambilia cuando tenías tos? La verdad es que siempre hemos tenido a nuestro alrededor los mejores remedios para curarnos de esa bronquitis, pero no los aprovechamos.

El naturismo es un estilo de vida que, utilizado de manera racional y armónica, nos ayuda a mantenernos sanos y a conservar el equilibrio del funcionamiento de nuestro cuerpo, nuestra mente, y a fortalecer nuestro espíritu.

La felicidad que me ha dado el poder compartir con ustedes todos estos conocimientos es inmensa; pues estoy seguro de que a muchos de ustedes les va a ser de gran ayuda y que mejorarán día tras día su calidad de vida.

Cada una de estas plantas, cada uno de estos tés, frutas, colores, etc., son el complemento de la fuerza de tu mente que te puede llevar a sanar o a controlar tu bronquitis.

Cambia tus hábitos de vida; si fumas, deja definitivamente el cigarro, aléjate de las fuentes de contaminación, haz ejercicio, aliméntate de manera natural y saludable; no dejes que las malas costumbres y los malos hábitos vayan día a día cerrando el paso de aire a tus pulmones, desequilibrando tu energía, condenándote al ahogo, a morir. El cigarro es uno de los asesinos más despiadados, no dejes que acabe con tu vida.

Día tras día, más personas se acercan al naturismo, al vegetarianismo, a la vida sana, natural y rica en Dios. Y justamente es él quien nos dejó al alcance estos lujos, estos medios naturales que nos ayudan a vivir sanos y en paz con el Universo.

La bronquitis, como pudiste darte cuenta a lo largo de la lectura de este libro, es una enfermedad que afecta seriamente la calidad de vida de las personas, pero con disciplina, fe y amor hacia ti mismo es posible salir adelante.

Tu misión en la vida no es cambiar al mundo, pues éste sólo cambia por la voluntad de Dios; tu misión es cambiarte a ti mismo.

Así pues; comienza hoy mismo, dale valor a tu vida, fortalece tu espíritu, domina tu mente y haz que obedezca tu voluntad; acércate al naturismo, vive en armonía con el Universo a favor de tu salud, la salud de tus pulmones; y deja el paso libre al oxígeno, fuente de vida.

Bienvenidos al Mundo Naturista del Dr. Abel Cruz.

Y estando sentado Jesús delante del arca de la ofrenda, miraba cómo el pueblo echaba dinero en el arca: y muchos ricos echaban mucho.

12:42 Y como vino una viuda pobre, echó dos blancas, que son un maravedí.

12:43 Entonces, llamando a sus discípulos, les dice: De cierto os digo que esta viuda pobre echó más que todos los que han echado en el arca:

12:44 Porque todos han echado de lo que les sobra; mas ésta, de su pobreza echó todo lo que tenía, todo su alimento.

Marcos 14: 43-50

Con infinito amor para todos mis hermanos y amigos....

Dr. Abel Cruz

Bronquitis / Un tratamiento naturista
Tipografía: *Blanca Macedo*
Interiores: *Abitibi de 75 g*
Portada: *Cartulina sulfatada de 12 pts.*
Encuadernación: *Rústica*
Tintas, barnices y pegamentos: *Liber Arts S.A. de C.V.*
Negativos de portada: *Promografic*
Negativos de interiores: *Daniel Bañuelos*
Impresión de portada: *Impre imagen*
Esta edición se imprimió en julio de 2006,
en *Acabados Editoriales Tauro, Margarita No. 84 México D.F.*

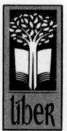